VOLUMEN 19

EL CÁNCER

Edición Número 1

Carlos L. Partidas

ISBN: 978 1698 2233 84
REGISTRO DE LA PROPIEDAD INTELECTUAL SAPI: N° 8074
DEL COMPENDIO LA QUÍMICA DE LAS ENFERMEDADES
REPÚBLICA BOLIVARIANA DE VENEZUELA, 07/05/2010

DEDICATORIA

Para todos los animales existentes en la Tierra

CONTENIDO

RECONOCIMIENTO

A LA ENERGÍA INDETENIBLE DEL UNIVERSO, COMO LA
FUENTE DE CUALQUIER FORMA DE ENERGÍA VIVIENTE

1

NOS PREOCUPA LA TIERRA

«Soñé que me iban a ejecutar; pero de pronto me di cuenta que habían cosas importantes que valía la pena hacer; y las podré lograr, solamente si me concede una prórroga». Stephen Hawking.

El propósito de este libro, es abordar mediante argumentos científicos contundentes, cuál es el origen del cáncer, pero sin recurrir mucho a los términos químicos. Porque lo que se busca realmente, es captar la atención de una mayor cantidad de personas, sin la necesidad de apelar a un lenguaje especializado. Porque entendemos que la idea es que todos podamos saber, cuáles son las consecuencias que se presentan, cuando consumimos una clase de comida que nos conducirá inevitablemente, a padecer de una enfermedad de origen químico como es el cáncer. Pero este es un asunto que nos involucra a todos como seres vivos; es decir, a los animales porque ellos padecen de las persecuciones, y a los seres humanos, porque los humanos se están alimentando con una clase de comida, que al final les creará innecesariamente el padecimiento de las enfermedades.

De tal forma, que se hizo necesario abordar la complejidad de este proceso de alimentación, pero de una manera donde se pueda describir la misma razón, utilizando un enfoque más superficial. Pero si usted quiere profundizar más en los detalles químicos de dichas razones, puede leer el libro «La Química del Cáncer» en el cual hacemos un análisis más detallado de estos razonamientos, pero desde un punto de vista estrictamente químico.

Y afirmamos, que la costumbre de alimentarse con la carne de otro animal no es necesario, porque los únicos seres que pueden fabricar azúcares donde viene almacenada la energía en forma de materia, son los vegetales. Pero además, que las plantas son las únicas que pueden fabricar cadenas proteicas, y con los aminoácidos que contienen estas proteínas, cada animal los puede consumir para utilizarlos como piezas de ensamblaje, y ordenarlos de una manera distinta, para así poder transformar ese material proteico obtenidos de los vegetales, en los cuerpos físicos que funcionan de una manera y con un aspecto muy particular.

Porque otra buena razón, es que los vegetales fueron los primeros seres vivos que se formaron en la Tierra; por lo cual, la materia de estos está extendida como un manto que cubrió la Tierra, y forma el material con mayor abundancia en la Naturaleza. Al principio, la energía que formaba la Tierra comenzó a condensarse en forma de masa, y como no había atmósfera, la masa de la Tierra empezó a enfriarse y se formó como una concha de hielo. Y poco a poco, las ondas electromagnéticas provenientes del Sol, chocaban con las pocas partículas gaseosas que fueron formando atmósfera de la Tierra, y se formó la luz. El hielo se fundió y se formaron los mares que atenuaban las radiaciones ultravioleta, y se formaron los primeros organismos microscópicos llamados fitoplancton. Luego surgieron las algas marinas que podían producir oxígeno y azúcares. Y el oleaje y las mareas, expulsaron estos microrganismos hacia la tierra firme, y aquellas algas que no pudieron regresar con el oleaje, se quedaron y se adaptaron formando un manto de vegetación. Al mismo tiempo, los microorganismo que provenían del mar, se protegieron bajo la sombra de esta capa vegetal, pero además de la sombra, consiguieron el alimento abundante. Y así fueron evolucionando, y se fueron formando a partir de estos, los demás animales. De tal forma, que este material vegetal fue el primero en formarse en la Tierra, y se hizo necesario para que todos los seres vivos pudieran alimentarse. Y este proceso tardaría unos 2 mil millones de años en lograrse.

Pero estos vegetales tales como las gramíneas, se pueden producir y reproducir de una manera perpetua mediante el cultivo cíclico de sus semillas. Porque solamente es necesario guardar una pequeña porción de estas simientes, para seguirlas reproduciendo. Por ejemplo, cuando se cultiva un grano de maíz, de la planta de maíz se pueden obtener nuevamente entre 5.000 y 10.000 granos de maíz. Por lo cual, no es necesario tener que destruir todo el planeta, con el fin de obtener la materia que contiene la energía para nuestra funcionalidad como seres vivos. Sin embargo, el ser humano es el único que cría animales igual a él, para alimentarse. Pero el cautiverio de estos seres, es lo que crea una avalancha de problemas relacionados con la salud de los humanos, la salud y la vida de los animales, y la subsistencia de la vida vegetal y animal de todo el planeta, porque con este sistema de alimentación, se está destruyendo todo ese manto vegetal.

Y tal vez esto sucede, porque no se está consciente de los propósitos reales de vivir. Por lo cual, el ser humano incurre sin darse cuenta, en estos procesos para obtener su ración de energía. Y somete al sacrificio y sin ningún sentido, a millones de animales, cuyo origen de la energía que los creó, es la misma que creó a los seres humanos. Porque al final, esta es la misma energía que emana del Universo. Y con esta forma de alimentarse de los seres humanos, esto los está llevando a la destrucción de toda forma de vida en la Tierra.

Y por estar consciente de su existencia, es el ser humano quien debería o estaría obligado a decidir cuál será el verdadero rumbo de su planeta. Es decir, si en este sentido es destruir el planeta y convertirse en pascuenses, o desempeñarnos mejor, o de una manera más inteligente con nuestra forma de vida, porque dependerá fundamentalmente de la acción de nuestra energía directora, la acción que finalmente decida, para saber desde dónde venimos y hacia dónde iremos por este sendero evolutivo. Porque lo que si es cierto, es que la energía del espíritu, al igual que la energía del Universo, ambas son eternas. Y es básicamente mediante el proceso del pensamiento, lo que determinará nuestra forma de actuar, con el fin de lograr aquellos objetivos, que son más importantes que la acumulación de una absurda riqueza convertida en monedas. Porque realmente, que lo eterno y aprovechable es la energía y el conocimiento; lo cual es lo que se cultiva y se cosecha, como si fueran las semillas de maíz. Y con esa riqueza espiritual, se podrá saber cuál es realmente el propósito de nuestra existencia, o cómo es el sentir cuando la energía que somos se convierte en materia, porque esta es la estación final de esa trayectoria.

Y las enfermedades creadas solamente por nuestra forma de alimentarnos, no son sino obstáculos innecesarios que nos colocamos en nuestro camino evolutivo. De tal forma, que solamente con el conocimiento de lo que realmente somos, será lo que nos permita contribuir con el desarrollo del futuro ser humano. Porque pareciera que estar en la Tierra en un cuerpo físico, correspondiera a una etapa, o a la primera estación de esa trayectoria. De tal manera, que es necesario el conocimiento de esa realidad, y su relación entre los seres humanos, además de la convivencia con los demás seres vivos, porque la energía espiritual que nos anima a todos, es la parte eterna de cualquier forma de vida. Y que todas seguirán existiendo, como la parte consciente de la existencia del Universo.

Pero tal vez que no hemos aprendido a valorar más la razón de nuestra existencia como energía sino como cuerpos. Es como si escucháramos el clamor de un sueño de Stephen Hawking, cuando en alguna etapa de su vida le diagnosticaron la esclerosis que lo postró en una silla de ruedas. Pero Stephen Hawking logró reflexionar aun estando su cuerpo dormido, porque en realidad que la energía del espíritu siempre está alerta: «Soñé que me iban a ejecutar; pero de pronto me di cuenta que habían cosas importantes que valía la pena hacer; y las podré lograr, solamente si se me concede una prórroga».

Pero definitivamente, que las enfermedades son consecuencias creadas, y estas no pueden formar parte del ser humano; o no son cualidades necesarias para vivir padeciéndolas. O como si estos contratiempos fueran una norma fundamental, para poder vivir y volver a nacer en la forma física. Y realmente, que se requiere disponer de una gran valentía, para tener que aventurarse a venir desde el estado espiritual, y permanecer encerrados en un cuerpo. Y con este, tener que afrontar y sufrir, para saber solamente o conocer cómo es la forma física. Por lo cual, que no todas las formas energéticas tienen esa intrepidez de aventurarse a formar parte de un cuerpo, para saber qué se siente realmente, cuando la energía se convierte en materia. Porque tampoco es necesario para la existencia del espíritu, el cual solamente se alimenta de energía. Y la muerte del cuerpo para poder liberar de nuevo la energía del espíritu, también forma parte de un proceso angustioso.

2

LO QUE ASÍ LLEGÓ, VA A SER DIFÍCIL ALTERARLO

Y las enfermedades son diacríticas. Es decir, que las personas afectadas por una misma causa de origen químico, presentan el mismo cuadro clínico. O que las dolencias tienen un signo característico, el cual nos permite identificar una clase de enfermedad, o podemos determinar que se trata del mismo tipo de afectación en personas distintas. Pero este hecho, lo que nos demuestra, es que además del origen idéntico de la energía, significa que realmente todos los seres vivos, estamos formados por la misma clase de materia que forma el cuerpo físico. Pero será la manera de actuar, o la decisión que cada uno de nosotros que como espíritu asuma la forma de alimentar el cuerpo. Y es lo que determinará la buena o la mala estrategia alimenticia. Porque es la acción voluntaria de la energía en forma de espíritu la que decide: bien sea sus padecimientos, o el disfrute de una determinada condición de salud. Pero los animales por estar hechos con la misma clase de energía, ellos también sufren y padecen por esa forma nefasta de actuar de los humanos.

Y con respecto a la masa o el material que nos corporifica, demostraremos a lo largo de este análisis, que químicamente, lo que se produce es un desequilibrio que fue inducido por una alta acidez causada por el consumo de carne. Pero que luego, este corrimiento hacia una condición de acidez más elevada, tendrá una influencia directa en la materia del cuerpo, porque con ello, se alterará igualmente la parte interna de las células, que les causará un fenómeno conocido como acidosis. Y con el incremento del grado de acidez de la sangre, se va a obligar, para que en el núcleo de las células se genere una configuración molecular llamada tautomerismo, el cual es más probable que se dé, como primer orden, en la base guanina que conforma el ADN. Y esto es así, porque de las cinco bases que están disponibles en el núcleo de las células para formar ADN y ARN, de ellas, es la base guanina quien se presenta con una disposición electrónica, para que sea afectada por una condición de acidez más elevada en la sangre. Pero esta no es una condición que se pueda dar de manera natural en los animales verdaderamente carnívoros.

Pero aquí, la palabra tautomerismo, es un término químico relacionado con un equilibrio, donde se involucra la condición electrónica de una molécula, que puede sufrir cambios en su configuración energética de manera temporal, o según sean las condiciones ácidas o alcalinas que se presenten. Pero que no necesariamente, ha de ser de carácter genético o de manera permanente, para un cuerpo que solamente adquirió esa mayor acidez a través de la alimentación. De igual manera, que guanina es el nombre de una de las bases que conforman el ADN. De tal forma, que este es el nombre propio que identifica a guanina, lo cual no vamos a poder cambiar, con la finalidad de lograr que éste libro sea más fácil de entender.

Pero en fin, dado que por un orden estricto o de naturaleza química, en un ADN sano, si la condición de acidez del cuerpo es la correcta o normal, no habrá otra forma o razón química para que se produzcan esos acoples de otra manera. Así que guanina está configurada electrónicamente para unirse o formar un par únicamente con citosina; mientras que adenina está igualmente configurada electrónicamente para unirse solamente con timina. Y no existe otra razón de origen energético, para que estas bases se cambien o se intercambien con el fin de formar acoples de otra forma. Y esto, es lo que le confirió una gran estabilidad y confiabilidad genética a las moléculas que conforman el ADN; y con este, a la vida de cada ser viviente. Porque a la vez, son estas infinidad de combinaciones, lo que realmente logra la diferenciación entre los distintos seres vivos.

Es decir, que lo único que diferencia o identifica a cada ser vivo, es el código genético, o el orden en que están insertadas estas bases en sus ADN. Porque imaginemos por un instante, que solamente con estos dos pares de bases, adenina–timina y guanina–citosina, se pueden formar todos los organismos vivos que conocemos. Sin embargo, si se llegasen a cambiar las condiciones químicas en el núcleo de las células, tales como la acidez de estas, también se modificarían las condiciones químicas o energéticas. Y como consecuencia, se alterará el orden de estos acoples, y esto modificaría igualmente la configuración física de cada ser vivo. De tal forma que lo que se formó así, en realidad no debería ser alterado. Porque cuando se acidifique el citoplasma y luego en núcleo celular, este efecto tautomérico, logrará cambiar la forma de estos acoples; lo cual provocará que se altere el ADN que ya adquirimos configurado de esa manera, o que nos llegó con ese orden lógico.

Pero si esta alteración se lograra en alguna parte específica del cuerpo, o donde se intente cambiar la forma de estos acoples entre las bases, se habrá introducido un gran conflicto entre dos clases distintas de células: unas normales o que fueron las que adquirimos originalmente desde nuestra gestación, y otras mutantes, que se han formado así por nuestra culpa. Porque esta condición más ácida en las células, solamente la hemos provocado nosotros, y esto conllevará a otra alternativa, y hará por ejemplo, que guanina se transforme desde su forma cetónica a una forma alcohólica, lo cual hará que guanina alterada se conecte con uracilo en vez de ser con citosina. Y de esta manera, se provoca un error en los acoples de las bases, lo cual ocasiona una alteración en la configuración genética. Ya que uracilo permanecerá inalterable bajo su forma cetónica, aunque el pH en el núcleo celular se vea alterado ligeramente. Quiere decir, que la estructura molecular del uracilo, es más resistente para que el uracilo no se modifique por culpa de una condición de acidez más alta en el núcleo de las células.

Pero si estas condiciones de acidez más alta llegara a suceder, se introducirá un error de acople entre las bases del ADN; y logrará que guanina no forme un apareamiento de manera específica. Es decir, que en vez de ser guanina–citosina, se producirá el par guanina–uracilo. Y ya aclaramos que esto introduciría una razón para que se formen otras clases de células, porque se ha alterado el orden genético original. Y surgirá por ese error de reajuste, una mutación del ADN, pero esta vez no en un individuo que se haya formado con esa clase de células, o con ese prototipo genético, sino que esta distorsión se habrá logrado en el mismo cuerpo que ya adquirimos configurado con esa forma genética particular. Porque cuando guanina se convierta desde una cetona a un alcohol, esto promoverá a que en ese sitio del cuerpo, se altere el ritmo de crecimiento de las células con el nuevo ADN mutante, y luego esas células crecerán a una velocidad mayor que las demás vecinas. O a un mayor ritmo respecto a aquellas que están adyacentes pero que permanecen sanas. Y la mayor proporción en número, de unas células alteradas respecto a otras que permanecen sanas, se harán mostrar como una protuberancia; o como un pepónide que ahora llamamos tumor.

Sin embargo, las células que llegaron a esta condición están funcionando químicamente. Solamente que estas células marchan distorsionadas y a otro compás, respecto a las que adquirimos con esa forma normal, o a las que habíamos llamado células sanas. Es como ir montados sobre una carreta con las ruedas flojas, lo cual la hace que el cajón de la carreta se bambolee meciéndose de un lado a otro. Pero si esto se llegase a permitir o no hacemos nada para ajustar ese ritmo, se provocaría la inutilidad de todo el ADN, porque ya esta clase de células no nos permitirán enderezar las ruedas de nuestra carreta. Es decir que ya no podremos tener un cuerpo físico funcional sino deformado. Así que no podremos tener una forma de vivir sanos, porque nos hemos colocado un obstáculo innecesario en nuestro avance.

Pero tal vez si hubiésemos nacido con esa configuración errada, las células raras o mutantes pasarían a ser las células normales, y así por el estilo o de manera relativa. Pero este proceso de adaptación, es el resultado de innumerables mutaciones que se han logrado reproducir de esa manera; por lo cual, ya el sistema no admite errores en su configuración. Y menos que estos errores los provoquemos por nuestra cuenta. Porque la forma física, ha emanado desde una configuración lógica, pero que a la vez, esta se ha ido actualizando durante millones de años.

Y el código genético que identifica a cada ser vivo, es como un abecedario formado por cuatro letras: A,T,G,C. (Adenina, Timina, Guanina y Citosina). Mientras que para escribir más rápido, las células utilizan otra letra llamada Uracilo. Pero esta base uracilo, solamente va insertada en el ARN mensajero, con el propósito de que la transcripción para la síntesis de las proteínas sea más rápido en los ribosomas, que la réplica del ADN en el núcleo de las células. Porque si uracilo estuviera formando parte del ADN, las células se replicarían más rápido, y esto haría que envejezcamos muy pronto. Por lo cual, cuando se forma el par guanina-uracilo en las células mutantes, esto hace que las células cancerosas se repliquen a un ritmo más acelerado que las células normales. Y esto es lo que genera un conflicto para la coexistencia de dos clases de células en el mismo cuerpo, pero que son totalmente distintas.

Y en concordancia con otro efecto llamado metilación, el cual es ocasionado por la misma acidosis y el consumo de carnes, este efecto, contribuye igualmente para que ocurra una mutación. Pero la metilación tiene su origen, o es causada por los grupos metilo que provienen del aminoácido metionina, el cual a su vez, es el aminoácido que más abunda en las proteínas de origen animal. Sería como imaginarnos, que todas las palabras en los párrafos de este libros comiencen con la letra

"M". Porque resulta, que metionina es el aminoácido que utilizan todos los ribosomas de las células de todos los seres vivos, bien sea las células de un humano o las de otro animal, para marcar, dónde debe darse el inicio para la síntesis de cualquier clase de proteína. Es decir que todas las proteínas de origen animal, traen inserto el aminoácido metionina. O digamos como la metáfora del libro, que todas las proteínas de origen animal comienzan con la letra "M".

Y en otro contexto, sería conveniente aclarar, o antes de continuar por esta ruta de razonamientos, que aquí no se trata de quererle atribuir al acto nefasto del consumo de carnes, todos estos efectos negativos, o como rebuscando entre un capricho obstinado o una terquedad intencional; o si se quiere, como si se tratara de un instinto de compasión que hayamos podido mostrar hacia los animales sacrificados. Se debe simplemente, a que varios fenómenos de naturaleza química, están involucrados en el proceso de la vida. Pero que los contratiempos pueden ser provocados o evitados, ya que esas adversidades no forman parte de nuestra naturaleza como seres humanos. Pero que sin duda, o sin recurrir a la ignominia, concluimos que cuando comemos carne de cualquier clase, estamos ingiriendo igualmente las células y las proteínas de origen animal, y eso nos atiborra con la misma clase de sustancias, que solamente aparentan ser útiles. Sin embargo, que muchos han enfocado la atención solamente hacia el valor nutricional de la proteína, y le dan a esta un valor o una buena razón para consumir carne. Pero sin considerar otros materiales de origen vegetal, que nos aportan las mismas sustancias que la carne. Porque lo real, es que químicamente las células de cualquier animal, son exactamente iguales a las nuestras.

Ya que solamente se diferencian en el orden en que están colocadas las bases en cada ADN; y forman con esa secuencia, un código genético diferente.

Así por ejemplo, cuando se nos mueren nuestras células, el producto resultante de las purinas guanina y adenina que conformaban el ADN de nuestras células difuntas, será siempre urato de sodio, porque este es el producto final o el que queda como desecho. Pero el urato de sodio en vez de descartarlo, lo vamos a reutilizar para otros procesos. Por ejemplo, el urato de sodio es el que nos sirve como antioxidante. Y por ser las células de un animal de una naturaleza química exactamente igual a las nuestras, quiere decir, que la ingesta de estas células provenientes del animal muerto, nos dejará como desecho, o paralelamente, un exceso del antioxidante urato de sodio. Pero con una desventaja; porque en caso que nuestro medio sanguíneo se volviera ácido, tanto el urato de sodio nuestro como el que consumimos, se convertirán en ácido úrico.

Y nos tropezamos con la verdadera realidad, de que por estar todos los animales conformados por la misma clase de células, cuando ingerimos la pulpa de cualquier ser vivo como alimento, este exceso de purinas, es decir de las bases guanina y adenina, provocará un desbalance en nuestra química corporal original. Cuyo desequilibrio, será causado por la mayor cantidad de ácido úrico presente en la sangre, lo cual nos conducirá por una serie de padecimientos, o que los mismos serán una consecuencia en cuanto al desempeño normal o saludable del resto de nuestro exclusivo entramado celular.

Sin embargo, los animales carnívoros no tienen el mismo problema que aquellos humanos que quieren convertirse en carnívoros, porque en los animales verdaderamente carnívoros, el urato de sodio se convertirán finalmente en alantoína; la cual es la forma oxidada del ácido úrico. Con la gran ventaja para los carnívoros, que la alantoína no se les revierte de nuevo a ácido úrico en caso de que se lograra incrementar en ellos la acidez de la sangre. Pero resulta, que para poder llevar el ácido úrico a alantoína, se requiere de una enzima llamada urato oxidasa, pero esta enzima solamente está disponible en los animales carnívoros por su naturaleza; y que a lo mejor se adaptó a ellos mediante el proceso mutante. Pero la naturaleza no dotó a los humanos con esta enzima urato oxidasa, ya que la naturaleza no diseñó a los humanos como carnívoros sino como vegetarianos. Y solamente, es la terquedad del ser humano lo que vulnera su naturaleza. De tal forma que ningún humano debería consumir carne de ninguna clase como alimento.

Y otra observación que podemos insertar aquí, es que si hemos logrado tener un incremento de acidez en la sangre, no podremos consumir algunos vegetales, hasta que el grado de acidez no se normalice. Porque si hay acidosis, el ácido úrico formado, va a lograr que el oxalato de calcio que viene con algunas raíces, tubérculos y otros vegetales ingeridos, se transforme en ácido oxálico. Pero con el calcio desprendido del sistema óseo, por la mayor cantidad de ácido úrico, se formará oxalato de calcio; el cual es insoluble en un medio ácido. Por ejemplo, en el líquido de los riñones, y esto influye en el deterioro renal; pero además, que contribuye para la formación de cálculos renales, y se formarán igualmente esos cristales en la vejiga urinaria. Y el ácido oxálico, por ser el antioxidante que utilizan las plantas para sus procesos respiratorios, pasará a usurpar o a competir con los antioxidantes que le son exclusivos a las células animales. Tal es el caso del glutatión y la vitamina C. Pero estos antioxidantes pueden actuar solamente sobre aquellos sustratos exclusivos de la respiración celular animal, mas no como en las células vegetales. Y es de suponer, que el ácido oxálico, que tiene esta misma función antioxidante en las plantas, al llegar a las células, asumirá esa misma función antioxidante, pero desplazando a las enzimas oxidantes que ya existen en las células. Por lo cual, cuando se consumen oxalatos, se puede de hecho, provocar un daño de la función antioxidante del glutatión y la vitamina C, dentro de nuestras células. Y desde luego, que puede resultar igualmente en un incremento de la probabilidad, para que se acidifique la parte interna del núcleo celular, resultando simultánea o paralelamente, el descarrilamiento o desvío de las reacciones bioquímicas necesarias. Y con ello, todas las consecuencias que han podido ser mencionadas para los humanos.

3

EL CONSUMO DE LÁCTEOS Y EDULCORANTES

Con los lácteos, nos referimos a aquellos derivados que se obtienen principalmente de la leche de vaca, la cual tiene un alto contenido de grasa, que solamente la puede procesar el hijo de la vaca. Además, esta grasa o también llamada caseína, trae adjunta la proteína; y con esta, el aminoácido metionina, porque como se dijo, es el aminoácido que utilizan las células para marcar, cómo o dónde deben comenzar los ribosomas a construir una proteína. De tal manera que en la proteína láctea, metionina es igualmente el aminoácido más abundante, y está con mayor abundancia en la leche de la vaca, pues el becerro la necesitará porque en él tienen que formarse una gran cantidad de músculos. Por lo cual, metionina es más abundante en la leche de vaca, si lo comparamos con la leche materna.

Pero básicamente, cuando consumimos la grasa que contiene la leche de vaca, nuestra sangre adquiere una mayor viscosidad; lo cual a su vez, es capaz de provocar un incremento de la presión sanguínea; y con este incremento de la viscosidad de la sangre, será igualmente mayor el esfuerzo que tiene que hacer el músculo cardíaco para poder bombear la sangre. Y el corazón de una vaca es mayor que el corazón de un ser humano. De tal forma que si las comparamos como bombas, ambos sistemas de eyección, tienen que trabajar con viscosidades y para tamaños de cuerpos distintos. Pero este incremento de la viscosidad de la sangre en los humanos, tiene una relación directa con los infartos.

La viscosidad de un fluido, es la resistencia del fluido a fluir. Por ejemplo, cuando la viscosidad es menor, la fluidez del fluido es mayor; y cuando la viscosidad es mayor, la resistencia del fluido a fluir es menor. Por ejemplo el agua es menos viscosa que la miel de abejas, por lo cual la miel de abejas fluye más lento que el agua. Pero el alcohol es menos viscoso que el agua, etc. Y para poder bombear miel de abejas necesitaremos una bomba más potente, o una de mayor tamaño.

Pero cuando hay un incremento de la presión sanguínea, aquellos vasos sanguíneos más débiles no soportarán la alta presión, por lo cual se pueden reventar. Por ejemplo, se puede producir un derrame como forma de aliviadero en aquellos vasos sanguíneos más frágiles, que son precisamente donde ya existe una lesión o un pequeño tumor. Tal es el caso de la próstata, un seno, el pulmón o la matriz, cuya pérdida de sangre en lo interno será inadvertida. Pero sin duda, que ese derramamiento de sangre interno, contribuirá al deterioro de esos tejidos que ya están siendo afectados por el efecto de una acidez más alta. Porque también estamos equipados con ese sistema hidráulico para irrigarnos con la sangre; tales como las venas, las arterias y vasos sanguíneos, con su respectiva bomba de diafragma que llamamos corazón. O se pueden ver afectadas por la falta de oxígeno, aquellas células ubicadas en las zonas de más difícil acceso de la sangre, tales como los ojos y el cerebro, provocando la formación de coágulos en los ojos; o que poco a poco se vallan muriendo las neuronas, por falta de sangre oxigenante y demás nutrientes. Se notará inicialmente un gagueo a al momento de hablar. O si el tiempo lo permite, se producirá la pérdida de la memoria, ya que se van afectando por la falta de sangre con oxígeno, las células del hipocampo; que es donde se almacenan los recuerdos.

Pero también en las terminales de las redes sanguíneas que están conectadas con las células, ocurrirá la muerte de los glóbulos rojos, porque estos ya no podrán seguir circulando a través del torrente sanguíneo, ya que se quedaron allí atascados. Y bajo esas condiciones, estos coágulos no podrán ser desincorporados por los antioxidantes naturales, que actúan por la vía de la hemólisis. Y ocurrirá por falta de antioxidantes en estas zonas con estos glóbulos rojos muertos, la formación de radicales libres. Y con estos, la formación o el empeoramiento del cáncer. Porque la falta de antioxidantes será más grave, en caso de que en ese sitio, la afectación ya se haya iniciado por un incremento en el valor de la acidez de la sangre. Un caso por ejemplo, sería el cáncer de las mamas, ya que esta lesión se inicia dentro de los ductos de leche, donde las células que forman la membrana interna del ducto mamario no tienen irrigación sanguínea propia; pues el abastecimiento de oxígeno de estas células, depende del oxígeno que les llegue desde las células subyacentes. O el cáncer de pulmón, que debe comenzar dentro de los alvéolos. De tal forma, que una buena idea, o con el fin de evitar estos derrames internos causados por un incremento de la presión, que as u vez fue provocada por la ingesta de productos lácteos, es evitar el consumo de estos derivados de la leche de las vacas.

Los glóbulos rojos requieren del azúcar glucosa para la producción de energía. Pero resulta, que los glóbulos rojos, no tienen núcleo ni mitocondrias. Así que los glóbulos rojos tienen que producir la energía a partir de la fermentación de la glucosa. Y este proceso se verá alterado por un incremento del grado de acidez en la sangre. Y por no poseer núcleo ni mitocondrias, los glóbulos rojos no pueden autorreplicarse de la misma manera, o como lo hacen las demás células. Así que esta es la razón por la cual los glóbulos rojos se tienen que producir en la médula ósea. Y esto empeorará la situación para aquellas personas que padecen de artritis y osteoporosis, cuyas afecciones son igualmente una consecuencia del consumo de carnes, edulcorantes y lácteos. Los eritrocitos o glóbulos rojos no pueden autorreproducirse, porque ellos están dedicados a la tarea exclusiva de transportar oxígeno hacia las células, y sacar de allí el bióxido de carbono que se genera en las mitocondrias, como si fuera el humo de una chimenea. Y los glóbulos rojos, son los únicos que logran hacer esta labor de arrimar el oxígeno hacia las células, porque no existe otra manera de hacerlo.

Pero desde luego que podemos suponer, que ya cuando adultos, si llegase a fallar el suministro de oxígeno mediante la respiración, porque hemos logrado que la hemoglobina esté siendo afectada por la acidosis, las mitocondrias de las células musculares comenzarán a producir la energía calórica a partir de la glucólisis de la glucosa; es decir sin la necesidad de oxígeno. Y esto genera un incremento del grado de acidez de la sangre, lo cual de manera cíclica, conlleva de nuevo a una disminución de la cantidad de oxígeno que pueda transportar la hemoglobina desde los pulmones hacia las células. Porque con una oxigenación baja, se provocará ese incremento de la acidez. Pero además, que con un exceso de glucosa en las células de los músculos, por el consumo de azúcar en forma de sacarosa o azúcar de cocina, aquellos ligamentos más afectados, serán los que más consumen energía, tales como el corazón, pulmones, piernas, brazos, estómago, intestinos, etc. Y las mitocondrias de las células de estos músculos, comenzarán a obtener la energía, mediante la fermentación láctica, lo cual comenzará a generar o a empeorar la acidosis. Una persona con bajo consumo de carnes, pero que ingiera con exceso sacarosa o azúcar de caña, el exceso de glucosa derivada de la descomposición de este dímero, generará ácido láctico. Y el ácido láctico debilitará el colágeno, y aparecerá la artritis deforme o reumatoidea. O la estampa final, va a tender o a converger hacia varias circunstancias, o según se presente cada caso; por ejemplo, además de la artritis, aparecerán: el cáncer, diabetes, agotamiento físico, marasmo o desnutrición inducida y patológica, la pérdida gradual de la memoria, etc.

Decimos que la producción de energía por la vía de la glucólisis es de manera urgente, porque esta es una estrategia alternativa para la producción de energía. Y no podrá ser de una manera permanente, sino que los procesos se pueden alternar o sincronizar de forma automática, según sean las necesidades de energía y el suministro de oxígeno. Porque este proceso de la respiración, depende de las condiciones y situaciones que se nos presenten; bien sea de forma ocasional o repentina: como por ejemplo en el caso de una emergencia. Es decir, en alguna situación de peligro, o donde esté en riesgo la supervivencia de todo el organismo. Tal como el caso cuando el cuerpo recurra al desmayo con el fin de aminorar la demanda de oxígeno en los músculos, para que todo ese recurso energético sea destinado o dirigido principalmente al cerebro y al corazón. O cuando nos quedamos paralizados por un susto, o durante una carrera, que puede ser por causa de una huida o por una competencia. Pero en todos estos casos, la falta de oxígeno en las mitocondrias, provocará un incremento de la acidez, tanto en la sangre como en la parte externa de las células. Porque se incrementará paulatinamente la concentración del ácido carbónico; el cual es un desecho que debió ser expulsado en forma de bióxido de carbono y vapor de agua a través de las fosas nasales. Pero esta condición de acidez más alta en la sangre, hará que el urato de sodio, el cual es el principal antioxidante en el fluido exterior de las células, se convierta en ácido úrico. Y esto igualmente, logrará que se incremente la concentración de ácido carbónico en la sangre. Y esta acidez más alta en la sangre, no permitirá que la hemoglobina transporte el oxígeno de manera eficiente hacia la mioglobina, para que la mioglobina pueda llevar el oxígeno hacia el interior de las células para las mitocondrias, que son las que procesan la glucosa con el oxígeno para generar la energía en forma de calor dentro de las células.

Pero si no llega oportunamente el oxígeno, las mitocondrias recurrirán al proceso de la glicólisis de la glucosa, lo cual es un proceso alterno para generar la energía calórica en los músculos. Este proceso anaeróbico, es un sistema que está más desarrollado en otros organismos. Como por ejemplo en las aves y los anfibios, pero no necesariamente para los mamíferos, tales como el ser humano. Porque los seres terrestres mamíferos y veganos, por lo general tienen el cuerpo más grande y ellos no vuelan. Y cuando la respiración transcurre por la vía de la fermentación de la glucosa, es decir por la glicólisis, se generará lactato. Pero si la acidez es alta, el lactato se convertirá en ácido láctico, el cual inhibe por medio de la oxidación, a una coenzima que es necesaria para la respiración celular, la cual es conocida como NAD y NAD$^+$. Porque el sistema NAD/NAD$^+$, es necesario para oxidar el hierro II a hierro III, pero a la vez reducir el hierro III a hierro II de la hemoglobina, para que esta pueda unirse y transportar, bien sea al bióxido de carbono como hierro III para sacarlo del cuerpo mediante la exhalación, o bien como hierro II, para que este se enlace con el oxígeno y poder conducirlo hacia la capa externa de las células a través de los vasos capilares. Y desde allí, a la parte interna de las células para las mitocondrias, cuando la hemoglobina intercambie el oxígeno que trajo de los pulmones, por el ácido carbónico que sacó la mioglobina desde el interior de las células. Por lo cual, si se llegase a alterar la delicada relación NAD/NAD$^+$ en las células de los humanos, esto desde luego que también afectará la función de la hemoglobina, e incidirá directamente en la respiración celular. Además, que debido al consumo de verduras con ácido oxálico, este ácido oxálico y sus sales, son inhibidores de la enzima lactato hidrogenasa, la cual es necesaria para convertir el piruvato a ácido pirúvico. Y el ácido pirúvico, puede convertirse de nuevo en azúcar, cuando finalice la emergencia de la glucólisis.

Y precisamente, las células cancerosas utilizan este proceso de respiración anaeróbico. Es decir sin la necesidad del oxígeno, lo cual es provocado por la alta acidez. Y es lo que se conoce como efecto Warburg.

Y del lado externo de las células, la alta acidez en la sangre hace que el urato de sodio se convierta en ácido úrico, y este ácido úrico impregnará los huesos a medida que transcurra el tiempo; y comenzará paralelamente a desprenderse el calcio de los huesos. Y el calcio más fácil de desprender, será el calcio que forma los cartílagos, porque el ácido úrico y el ácido láctico, debilitan el pegamento que le da el colágeno a estas estructuras cartilaginosas. Y con el ácido oxálico se formará oxalato de calcio. Y el oxalato de calcio es insoluble en el medio ácido de los riñones; de tal manera que se formarán cristales insolubles de oxalato de calcio, o también llamados cálculos renales, y de allí se puede generar la falla renal, o incluso el cáncer renal que comenzará dentro de los túbulos renales.

Así que es una mala decisión, tener que alimentarse con las células de otro animal, porque se dificultará la labor de vivir de los espíritus formados por almatrinos. Pero también los propósitos reales de la vida, los cuales se pueden ver afectados por culpa de estos padecimientos provocados por una estrategia errada a la hora de alimentarse. Y de hecho, estos retrasos son innecesarios, porque nos impiden el desempeño normal para invertir ese tiempo en otros propósitos de la existencia. Aunque muchos piensan y entienden, que las enfermedades son parte de una forma o estilo de vivir, por lo cual surgen los apegados a los paliativos para atenuar algo que se provocaron ellos mismos.

El resultado de un trazador evolutivo llamado diferenciación celular, ha sido una redefinición selectiva, que ha traído como efecto el límite de la configuración de especies caracterizadas. Porque esta decantación genética, nos dejó solamente aquellos organismos que mejor se amoldaron, o que lograron desarrollarse y vivir en un medio ambiente terrestre, pero adaptados con ciertas condiciones particulares. Pero este proceso generador de vida, ya no lo podremos detener, de la misma manera que no vamos a poder parar el crecimiento del Universo. Porque toda forma de vida es realmente un proceso evolutivo propio de la Naturaleza, al cual no podremos contraponernos, porque sería equivalente a revertir todo un proceso, que comenzó como vimos hace 2.000 millones de años. Así que no podríamos comenzar con un nuevo diseño, para que se adapte bajo nuestro capricho o criterios deseados. Pero será gracias al trabajo de adaptación microscópico de cada una de las células de tan sólo 2,3 nanogramos de peso, que determina y conforman sus mecanismos, y que tal vez perciben esas necesidades de adaptación de manera microscópica y energética, o según lo indique cada problema a solucionar para poder cumplir con el propósito original de vivir. Es como decir que este sistema tan complejo en forma de materia, que no es más que energía solidificada, funciona ya mediante actuadores químicos, y por tanto, no puede ser perturbado o modificado. A menos que lo logremos perturbar químicamente. Ya que este sistema de células, está sujeto a los cambios que se den dentro del medioambiente acuoso en la parte interna de la cápsula celular, tal como es el citoplasma.

De tal forma, que de suceder estas alteraciones, a las células no les quedará otra alternativa, si no la de conexionar dichos cambios; aunque como consecuencia, si queremos mantener nuestra forma, ellas tendrán que resistir en parte cualquier adversidad, para que no se modifique drásticamente su identidad original. Y dichos cambios, van a influir necesariamente en el todo visible, o el que estas maravillas vivientes conforman de adentro hacia afuera, que no son otra cosa que nosotros mismos como cuerpos andantes, diligentes y directores, a veces conscientes o no, de esa energía creadora de una forma hábil. Pero tal vez, que no nos hemos detenido a pensar y analizar, acerca de los microscópicos seres llamados células de los cuales estamos formados, y que son los encargados de ofrecernos la inapreciable tarea de poder decir y sentir, que somos unos seres vivientes fantásticos. Pero si lo hiciéramos, nuestra percepción del estilo o forma de vida que llevamos cambiaría; tan solo por el regocijo que se produce, al poder recrearse ante esa increíble laboriosidad y maravilloso mundo que son nuestras células.

Sin embargo, ese desconocimiento, hace que nos olvidemos y sometamos a nuestros conformadores básicos, a un continuo sacrificio de su compatibilidad original, mediante el consumo de alimentos y sustancias, que provocan cambios químicos imperceptibles para nosotros, pero sensibles para nuestras células. Y luego estas alteraciones, se manifestarán de alguna manera hacia el cuerpo, y como consecuencia el padecimiento de una enfermedad. Pero muchos consideran que estas afecciones son normales, o que las mismas son una condición inherente al cuerpo físico como una forma de aprendizaje.

Cada sistema vivientes (mamífero, ovíparos) dispone de formas diferentes de descartar los excedentes ingeridos. Y estos desechos pueden afectar el funcionamiento correcto de nuestro entramado celular. Sin embargo, cuando consumimos alimentos de origen vegetal, estos no nos afectan, porque las células vegetales no se configuraron para excretar sus excedentes de la misma manera que los animales. Los cuales tenemos que matar para comérnoslos; y, de manera general, de las plantas únicamente aprovechamos sus semillas, raíces y frutos; o en menor extensión sus hojas y tallos. Pero en todo caso, las plantas no defecan u orinan de la misma forma que lo hacen los animales. Aunque si hablamos de los animales, los desechos que ellos producen y descartan, la forma de hacerlo, va a depender del sistema o diseño del organismo implicado. Así por ejemplo, los ureotélicos, tal como los anfibios, elasmobranquios y mamíferos, donde podemos incluir a los humanos, el excesos de aquellos aminoácidos provenientes de las proteínas ingeridas, las excretaremos en forma de urea por medio de la orina y las heces. Mientras que los uricotélicos, tales como las aves, insectos y reptiles como no orinan, ellos excretan sus desechos nitrogenados en forma de ácido úrico. Y los amoniotélicos, como los peces y algunos invertebrados marinos, descartarán sus excedentes en forma de amoníaco. Aunque estos últimos no requieren del sistema urinario, pues pueden drenar sus excretas celulares cuando ingieren grandes volúmenes de agua. Mientras que las plantas tendrán que eliminar sus desechos como alantoína. Pero la alantoína como dijimos, no se revierte de nuevo a ácido úrico en caso de que la acidez llegase a ser más alta. Por lo cual, esto es una ventaja, ya que la alantoína la podemos consumir desde una fuente vegetal.

Por otro lado en los humanos, cuando consumimos materiales provenientes de otros animales (que en realidad es una animal comiendo animal), tales como los ácidos desoxirribonucleico y ribonucleico; como son el ADN y los diferentes ARN respectivamente, por estar estas carnes igualmente formadas por células y estas por las bases guanina y adenina, o también llamadas bases púricas; o más simplemente purinas, por la acción catabólica, nuestras células convertirán estas bases del ADN ingerido en urato de sodio como producto final o de desecho. Pero con una desventaja muy particular, ya que en caso de que la sangre se tornase ácida, estos uratos ingeridos se transformarán en ácido úrico; el cual, por ser insoluble en el plasma sanguíneo, el mismo pasará a acumularse en el organismo. Y esto obligará a que el equilibrio urato de sodio$\rightleftarrows$ácido úrico se desplace hacia la derecha. Es decir, hacia una concentración mayor en la sangre de ácido úrico. Y bajo esta forma, ese exceso de ácido úrico se acumulará en la sangre, y afectará la parte externa de nuestras células.

Pero el ácido úrico con exceso, no lo descartaremos de la misma manera que el urato de sodio, y el ácido úrico ahora con mayor concentración, y a medida que transcurra el tiempo, puede ingresar hacia dentro de la célula. Y esto, podrá provocar un desbalance del sistema antioxidante y respiratorio en la parte interna de las células; el cual es un sistema propio para cada clase de célula. Pero al final, que todo el material corporal por ser un sistema químico, tiene que funcionar también de manera balanceada o en equilibrio, con las características que le son propias, o muy particulares para cada individuo.

Y como consecuencia de este desbalance motivado por el ácido úrico con exceso, esto provocará modificaciones bioquímicas. Lo cual va a influir en el medioambiente externo de la célula. Obligando por ejemplo a nuestras unidades fundamentales a que «acepten» dichas modificaciones. Tal es el caso del desgaste de los huesos, donde las células osteoblastos son afectadas por la acumulación del ácido 3-metilúrico, ácido láctico, ácido oxálico y ácido carbónico, provocando químicamente la artritis, bursitis, la osteoporosis, prolapsos de la válvula mitral, sinusitis, cáncer de los huesos, cancer de las glándulas mamarias y los pulmones, el daño hepático y renal, etc.

Pero es importante considerar que entre los mamíferos, los animales carnívoros, a diferencia de los humanos, ellos pueden eliminar sus desechos provenientes de las purinas que conformaban el ADN y los ARN de las células de los animales ingeridos; al igual que lo hacen las plantas; es decir, en forma de alantoína pero no como ácido úrico. Pero lamentablemente para los seres humanos, no podremos eliminar los desechos en forma de alantoína, porque nuestro sistema solamente puede llevar las purinas de las células que se nos murieron hasta urato de sodio, y de allí a ácido úrico en el fluido de los riñones y la orina. Y por ser más ácida la orina en los riñones, los uratos en los riñones se convertirán en ácido úrico. Y esta es la manera más sorprendente que tiene el cuerpo, para eliminar el exceso de urato de sodio que está con exceso en la sangre. Pero ocurrirá igual cuando consumamos las células de otro animal muerto, porque paralelamente se generará un incremento de ácido úrico en la sangre, el cual no podrá ser eliminado por medio de la orina, porque la sangre y el fluido renal también están ácidos.

Y este exceso de ácido úrico ingerido, se acumulará, porque el ácido úrico tiene esa gran ventaja de ser insoluble. Mientras que el urato de sodio es un excelente antioxidante, el cual no necesitaremos buscarlo mediante la dieta; porque el urato de sodio lo podemos producir a partir de las células que se nos mueren, cuando quedan libres los ADN. Y de estos, se aprovechan las bases adenina y guanina para producir nuestro urato de sodio. Y esta es una enorme ventaja para los humanos, porque no necesitaremos consumir células de otro animal para obtener nuestro antioxidante urato de sodio.

Y esto ocurrió de esta manera, porque sencillamente, así lo consideró la Naturaleza, ya que consumir la carne de otro animal no es necesario, pues nuestro trazado celular o diseño, son los que corresponden a un ser vegano. Así que la Naturaleza no nos dotó de la enzima urato oxidasa, la cual es necesaria para que en los carnívoros se pueda dar ese paso o función catabólica, de llevar los desechos desde urato de sodio hasta alantoína; y eso, solamente lo logran hacer los depredadores. Y por esta razón, es que los carnívoros tienen la sangre más ácida que los vegetarianos.

Pero otro producto que tienen que descartar los seres humanos, es la homocisteína que se forma a partir de la metionina. Y tal como mencionamos, este aminoácido viene insertado en todas las proteínas de origen animal. Pero algunos individuos puramente vegetarianos, tales como las vacas, elefantes, jirafas, hipopótamos, elefantes, búfalos, etc., pueden ingerir células vegetales en forma de celulosa, y en especial los rumiantes, porque ellos rumen el bolo alimenticio por segunda vez, con el fin de obtener la glucosa desde la celulosa. Y por no producir desechos de la misma manera a como lo tendrían que hacer, en el caso de que consumieran células de otros animales, los vegetales son el material más idóneo o acorde para ese tipo de diseño o sistema enzimático particular. De tal forma, que si los humanos pretendemos evitar esa eclosión de afecciones, tendríamos que reiniciar el camino que nos conducirá de nuevo a formar parte de ese grupo de vegetarianos puros; o por su naturaleza, porque pertenecemos genuinamente a ese grupo de seres, por la única gracia de la configuración de un conglomerado genético exclusivo o necesario para ello.

4

CÉLULAS EPITELIALES

El citoplasma de las células, es la parte en forma de gel donde están inmersos los orgánulos, tales como las mitocondrias, los ribosomas, el núcleo, etc. El citoplasma de una célula humana es exactamente igual a la clara de huevo. De tal forma, que la alteración del citoplasma, se afectará en la misma manera que se modifique la composición química de toda la célula, y de manera particular, en el núcleo celular. Pero en la parte externa de las células, se afectarán con mayor evidencia las células epiteliales. Los epitelios son tejidos formados por esta clase de células, y son las membranas que recubren; por ejemplo, los órganos; y forman las glándulas que por su esponjosidad, segregan un gran número de sustancias, tales como los neurotransmisores y las enzimas.

Pero tal vez, que una de las tantas razones para considerarlas aquí, está en el hecho, de que cerca del 80 % de los casos de cáncer se originan en esta clase de revestimiento llamado tejido epitelial. Porque esta variación de la acidez en el citoplasma, va a obligar para que las células epiteliales muten. Lo cual quiere decir, que estas células serán obligadas a marchar químicamente con su síntesis dislocada, hacia lo que se denomina un cáncer, en el momento que el número de ellas se hagan palpables o en mayor número, en relación con las células que permanecen sanas.

Estos tejidos epiteliales, están formados por dos o más láminas de células asociadas, cuya función es recubrir todas las superficies libres o expuestas del cuerpo. Como por ejemplo, la piel. Son parte de la fascia; es decir, de la estructura conectiva tridimensional que nos recubre y nos da el aspecto de una armadura pulposa. Constituyen el recubrimiento curvo e interno de todas las cavidades y conductos de los órganos huecos y esponjosos. Pero también, le dan el aspecto físico característico a los tejidos; siendo por otro lado, las estructuras membranosas que conforman y recubren las mucosas sensoriales y las glándulas endocrinas. Conciertan además, el material elástico y poroso desde donde emanan y se procesan varias sustancias, tales como las demás glándulas anexas. Como en el caso del hígado, las glándulas de la saliva y las del páncreas. Adicionalmente, conforman el tejido de los pulmones y riñones. Asimismo, configuran las cavidades o conductos oblongos; o en forma de manga, tales como en el útero, la vagina, la garganta, la uretra, la próstata, las glándulas mamarias, la bolsa del estómago, el duodeno, etc., los cuales son una clase de tejido epitelial proclives para el desarrollo del cáncer.

La túnica íntima que recubre la cara interna de los ductos sanguíneos, está formada por células epiteliales, las cuales le confieren a dicha membrana una estructura esponjosa y a la vez lisa para tal fin. Y esos pequeños orificios dispuesto de manera ahuecada, forman el tejido como el de una malla, para proporcionarle a estas estructuras, una alta flexibilidad oblonga, la cual les permite a estos, por ejemplo, adaptarse automáticamente en su volumen, según sean los cambios de presión.

Pero además que son los capilares sanguíneos con sus filamentos terminales, los que entran en contacto con la membrana externa de la célula para llevarle los nutrientes. Y en forma general podemos concluir, que debido a la manera errada de alimentarse, si los orificios de esa malla interna o túnica íntima se obstruyen con la grasa saturada y el colesterol que vienen junto con la carne. Y esto obstaculiza la llegada de sangre con oxígeno hacia las células; y las mitocondrias que están en estas células, recurrirán a la glucólisis de la glucosa, pero ya de manera perenne. Y de esta manera, esas células se ven obligadas a mutar, porque estarán tratando de adaptarse a la escasez o poca cantidad de oxígeno, comparado al que tenía que haber llegado a las mitocondrias normalmente. Además de los otros nutrientes necesarios para el abastecimiento y el funcionamiento de la célula. O pensemos por un momento, que la membrana interna de los alvéolos están formados por estructuras epiteliales, que asombrosamente son permeables al aire, pero a la vez no permiten que la sangre se escape como un sangrado por las fosas nasales. Sin embargo, además de la grasa y el colesterol consumidos, impregnamos con alquitrán estas capas epiteliales de los alvéolos, sin ninguna razón cuando nos fumamos un cigarrillo.

De tal manera, que al perder el aspecto liso que le brinda esa membrana interna a los capilares sanguíneos, los glóbulos rojos se quedarán atascados. Y la sangre se coagulará paulatinamente, desarrollando por ejemplo, el crecimiento de ramales anormales, con el fin de poder abastecerse de una mayor cantidad de sangre. Y esto puede generar una protuberancia en forma de cáncer, debido a la acumulación de glóbulos rojos muertos entre dos láminas de estos vasos sanguíneos, lo cual se conoce como aneurisma. Pero que de manera natural, estos glóbulos rojos muertos o fenecidos, tenían que haber sido eliminados por la vía de la hemólisis.

Sin embargo, el deterioro de la túnica íntima no permite la llegada de las enzimas encargadas para que pueda actuar el proceso de la hemólisis, esta situación, puede más bien provocar el desarrollo de un pequeño tumor; que comenzaría en esas células a las cuales no les está llegando los nutrientes, porque a los vasos sanguíneos necesarios para el contacto, se les dañó la túnica íntima. Pero además que todo esto dificulta la llegada de otros nutrientes necesarios hacia las células: llámese a estos nutrientes, cationes como calcio, magnesio, zinc, cobre etc., los cuales serán utilizados para participar como cofactores para la actividad enzimática. O se necesita que esas vías estén despejadas, para que la glucosa y el oxígeno lleguen oportunamente hacia las mitocondrias, para que estas generen la energía en forma de calor; cuya finalidad, es lograr que la temperatura sea la adecuada para que se realicen las actividades enzimáticas. Pero este es un proceso bastante complejo, y lo llamamos simplemente metabolismo y respiración celular.

Y de una manera más específica, o de acuerdo con la estructura física y la función de cada órgano en los que estas células en forma de epitelio participan, esa asociación de células, va a dar origen a tres clases de tejidos claramente diferenciados: el ectodérmico, que constituye la mayor parte de la piel que conforma la comisura de las cavidades, tales como en los pliegues de los ojos, la boca, el canal auditivo, la uretra, vagina, las fosas nasales, el ano y el ombligo. Pero también hacen que los dedos se separen diferenciándose, o que no nazcan fundidos. Mientras que el epitelio endodérmico, es el que reviste casi todo el tubo digestivo en su estructura o manga prolongada. Además forman las ramificaciones tubulares del sistema respiratorio y el tejido esponjoso del hígado, las glándulas mamarias, los pulmones, el corazón y el páncreas. Mientras que el epitelio mesodérmico, condensa todo el tejido que forma el elemento filtrante, como en el caso del riñón. Y las células endoteliales planas, o de una o dos capas, forman parte del epitelio del recubrimiento interno de los vasos sanguíneos y del corazón como se dijo. Porque al ser lisas o carentes de rugosidad, estos epitelios evitan la adherencia de los glóbulos rojos contra las paredes internas de los ductos sanguíneos De tal forma que esta estructura lisa, es lo que facilita el flujo de la sangre.

Y estos epitelios, constituyen un conjunto de células muy adheridas entre sí, gracias a ligamentos intracelulares que cumplen una función tanto mecánica como de transmisión de fuerza. La delgada capa de glicoproteínas que generalmente reviste el tejido epitelial, recibe el nombre de glycocalyx. Y se presume, que estas glicoproteínas participan en los procesos celulares de pinocitosis, lo cual consiste en el proceso biológico, que hace que algunas células sean capaces de captar sustancias desde el exterior, ayudar al ingreso de otras, tales como los nutrientes, o fungir como medio de interconexión y adhesión entre las demás capas de células que conforman el conjunto membranoso epitelial. También participan en los fenómenos de la caracterización inmunológica, y en otros procesos biológicos vitales. Los epitelios están sujetados a una membrana o lámina basal, que forma el recubrimiento interno o tapiz en toda su longitud. Esta a su vez, las separa del tejido conectivo, y tiene un espesor entre 50 a 80 nanómetros (la milmillonésima parte de un metro) constituida por una asociación de colágeno mezclado con glicoproteínas.

Además, que por carecer de un abastecimiento directo de sangre como medio de transporte de oxígeno, este efecto de deterioro del tejido uterino, mamario y prostático, puede verse incrementado por el efecto de la glicólisis, en el momento en que esos tejidos se convierten en isquémicos. Porque estos tejidos epiteliales, serían los más afectados en caso de una escasez de oxígeno, causado por la acidosis en la parte externa de las células apicales, lo cual tiene su efecto directo en las mitocondrias de la parte interna de esas células epiteliales. Y el consumo con exceso de productos de origen lácteo, como se dijo, incrementa la viscosidad de la sangre, lo cual dificulta la difusión de sangre oxigenante a través de los poros de estas capas formadas por epitelios. Lo cual hace que esta clase de membrana epitelial se afecte, porque no les llega oportunamente el oxígeno. En ese caso, la generación de energía calórica se irá por la vía de la glicólisis de la glucosa, lo cual genera ácido láctico en la parte interna de las células, haciendo que estas células se hagan proclives a mutar por efecto de la alta acidez. A esto, se suma el alto contenido de proteína animal presente en los lácteos en forma de caseína. Los hongos patógenos, parásitos y bacterias también presentan problemas para los humanos, pues estos se alojan entre las cavernas fibrosas de las capas epiteliales. Como por ejemplo en la epidermis, desde donde se hace bastante difícil erradicarlos, como el caso de la psoriasis y la candidiasis en la vagina. O la bacteria Escherichieae Coli que viene junto con la carne, y estas bacterias se pueden alojar en los epitelios del tejido prostático, uterino y mamario.

Así que es necesario tener en cuenta, que al no haber irrigación sanguínea en la capa superficial del tejido epitelial, el metabolismo en estas células apicales, va a depender de la difusión de oxígeno y demás nutrientes, que provean los vasos sanguíneos existentes en las capas subyacentes del tejido conectivo y de sostén, o que se encuentre por debajo de la membrana basal inmediata de estas células apicales. Pero además, que esta capa inferior, también disponga de vasos sanguíneos despejados, para que el libre flujo de la sangre pueda llegar con los nutrientes. Porque si estas capas se volvieran isquémicas, se dificultaría el abastecimiento de nutrientes y el oxígeno para las células que forman estas capas externas o recubrimientos.

Las células que forman el tejido epitelial, están cruzadas en la mayoría de los casos; es decir, tienen un polo liminal apical (referido a algo similar a un estado o fase intermedia o de transición) donde el límite o capa más externa que forma el polo liminal, es el que está en contacto con el exterior del cuerpo. Por ejemplo, en la epidermis, o la capa externa de la piel. Incluso pueden ser afectadas por la radiación ultravioleta que llega del Sol. Las especializaciones liminales, son modificaciones en las células que corresponden a la membrana citoplasmática de una cara plana, y a la porción del citoplasma. Las micro vellosidades, son expansiones citoplasmáticas cilíndricas muy finas, que están delimitadas por la unión en forma membranosa. Y cuya función, es la de incrementar el área disponible con el fin de ampliar la superficie de contacto para el intercambio: bien sea de desechos o de absorción de nutriente. Los estereocilios, se refieren a micro vellosidades alargadas que se agrupan en forma de manojos piliformes. Estos estereocilios están inmóviles, y se relacionan con la absorción y el transporte de líquidos, lo cual los hace muy vulnerables a los cambios químicos circundantes. Los cilios pertenecen a formaciones celulares de estructura oblonga, y están dotados de un movimiento pendular u ondeante, parecido al movimiento de las espigas de trigo cuando les pega la brisa. Estos cilios son más alargados en comparación con el micro-vello y las estereocilios.

LAS CÉLULAS EPITELIALES VIVEN MUY POCO

Debido al continuo desgaste tanto químico como mecánico al que están siendo sometidas, como en el caso del tejido intestinal, y a través del cual se tienen que transportar una gran cantidad de enzimas, toxinas y desechos, o el continuo movimiento peristáltico, las contracciones y relajaciones del músculo cardíaco, la tarea continua de los glóbulos rojos de llevar oxígeno hacia la pared celular y a la vez traer en su regreso el bióxido de carbono hacia los pulmones, la contracción y expansión de los alvéolos, etc., esto hace que las células epiteliales tengan un ciclo de vida muy corto. Y por tanto, estas células estarán sometidas a un proceso de regeneración continua respecto a las demás. Y por cada célula que se replica, sobrevendrá otra que también tendrá que replicarse hasta envejecer y morir en forma natural programada. Es decir, a diferencia de las células que forman otra clase de tejido, las células cardíacas por ejemplo, mueren en un lapso de tiempo muy breve.

Y este material que queda de las células muertas, es el que es aprovechado por las células vivas, para producir urato de sodio útil, a partir de las purinas que formaban el ADN y ARN de las células extintas propias del cuerpo; pero no las de otro animal. Mientras que en el caso de los glóbulos rojos, estos son desincorporados mediante el proceso de la hemólisis. Pero cabe señalar además, que los tejidos epiteliales serán los primeros en aparecer cuando empiece a formarse el embrión, a partir de la fusión simbiótica de un óvulo con un espermatozoide.

LA MAYORÍA DE LOS TUMORES COMIENZAN EN EL EPITELIO

Por el hecho de que todas las sustancias que ingresen al cuerpo, o aquellas que deban ser expulsadas del organismo en forma de desecho, tengan que atravesar por algún tipo de tejido epitelial, eso hace que estos tejidos sean susceptibles a sufrir una toxemia. Y ese razonamiento nos explica, por qué la mayoría de los tumores malignos comienzan en los epitelios, y a los cuales se les da el nombre de carcinomas. O como el otro caso de un aneurisma, que inicialmente puede consistir en un pequeño pólipo benigno, porque se trata de crecimientos anormales en el cuerpo formados por el desarrollo de células adicionales, que nacen y mueren sin ningún control o programa de síntesis establecido. Ya que por lo general, o normalmente, las células envejecidas necesariamente deberían de morir, y las que nacen tienen que ocupar el lugar de aquellas que se extinguieron. Pero resulta, que algunas veces este proceso de muerte y nacimiento celular no resulta como se esperaba, y se formarán células nuevas, aun cuando estas no eran necesarias, o las envejecidas no mueren en el momento en el cual culminaron su ciclo de vida. Y cuando estas células adicionales crecen de manera desproporcionadas, ellas formarán una masa amorfa, y es lo que se conoce como tumor.

Un aumento de la presión arterial, la cual se puede estimular mediante el consumo de grasas y productos lácteos, puede dar lugar, como se mencionó, a un derrame de sangre entre dos láminas del epitelio en esos vasos sanguíneos que ahora son más frágiles, tales como en la próstata, el útero y las glándulas mamarias. Y ese proceso ayudaría, para que ese tumor benigno se transforme en maligno. Pero con más razón, si se han cambiado las condiciones químicas de acidez que armonizan el adecuado balance entre el nacimiento y la muerte celular.

También entre los epitelios de la piel se producen los melanomas, que comienzan en los melanocitos, pero esto es un caso diferente a la exposición a los rayos ultravioleta del Sol. Los melanomas son la causa más común de cáncer en las personas jóvenes, cuya piel se ha hecho sensible por la carencia del pigmento melanina; o por una despigmentación o ausencia total de melanina, como en el caso del albinismo. Es la razón de por qué las personas jóvenes de los países nórdicos o escandinavos, como Dinamarca, Finlandia y Noruega, son los más propensos a padecer de cáncer de piel, porque estas personas bajan para tomar el Sol en los países tropicales. El exceso de hierro producto de la hemólisis, libera los átomos de cobre, y hace que aparezca el vitíligo y las canas. Y como una excepción, los casos de cáncer de corazón ocurren muy raramente, o tal vez, porque estas células epiteliales están bajo un proceso de renovación perpetuo, y por eso viven muy poco, tal como se mencionó.

OTRAS FUNCIONES DE LOS EPITELIOS

Protección: contra lesiones por impactos, ya que son los tejidos de forma acolchonada que recubren las superficies expuestas a los daños mecánicos, tales como en los glúteos. Además, que facilitan o evitan la entrada de microorganismos, y también retiene o regulan la pérdida de agua por evaporación, como el roll de retención del agua que cumple la epidermis. La secreción de sustancias por ejemplo, es la función que desempeñan las glándulas endocrinas. La absorción de sustancias, es la labor de los enterocitos que se encuentran en el intestino delgado y el colon; y allí efectúan el trabajo de degradar las diversas moléculas resultantes de la digestión. Y en especial, cumplen con la tarea de absorber los ácidos grasos y monoglicéridos, resultantes de la acción de la enzima lipasa pancreática sobre los triglicéridos ingeridos junto con la comida. Esto, con la finalidad de incorporar los ácidos grasos esenciales al torrente sanguíneo. Este proceso, lo realizan estos enterocitos o células epiteliales del intestino, gracias a que poseen enterocilios, las cuales son expansiones piliformes alargadas y carentes de movimiento, y que están situadas en el polo liminal superior del revestimiento interno del intestino. Contribuyen además, con la absorción de los demás nutrientes, que los cruzan durante su paso hacia la sangre. Y su afectación, es la causa más frecuente de la colitis ulcerosa. Son necesarios además, para alojar y permitir el paso de numerosas enzimas. Es decir, estos epitelios son indispensables para la digestión y el transporte de otras diversas sustancias, tales como aquellas proteínas que están formando hormonas. La percepción sensorial, es gracias a que el epitelio contiene terminaciones nerviosas sensitivas. Estas son importantes para el sentido del tacto, como en el caso de la epidermis; del olfato en el epitelio olfativo y de percibir los sabores cuya función le corresponde al epitelio lingual. Forman además los receptores de algunos órganos sensoriales que son necesarios para el proceso de la háptica. La excreción, es una función que cumple por ejemplo, el epitelio de los túbulos filtrantes del riñón. El transporte, es el servicio que nos da el epitelio respiratorio para poder movilizar los residuos extraños junto con el moco, mediante el movimiento de los cilios, tal como en la tos y el estornudo. O como el epitelio de las trompas de Falopio, las cuales cumplen la labor de transportar el espermatozoide hacia el óvulo que lo está esperando en el útero.

TIPOS DE EPITELIO

Podemos nombrar entre otros, el epitelio que forma el borde germinal. En los órganos de los sentidos, aparecen diferentes epitelios formados por neuronas especializadas, como en el caso del epitelio olfatorio, cuyas células captan las moléculas que están en forma de aerosol o disueltas en el aire, dándole el sentido sensorial del olfato. O los de la retina para poder cumplir con el proceso de la visión; es decir, la captación de la luz blanca, y la descomposición de esta en los colores a través de los bastoncitos en la retina. Pueden además, alertarnos de daños de manera olfatoria o visual. Por ejemplo, cuando se identifica una comida en mal estado mediante el aspecto por medio de la visión, o el sabor y/o el aroma de una sustancia tóxica. Otros tipos de epitelios, son el auditivo, que son células pilosas sensoriales situadas en el órgano del Corti del oído interno de los mamíferos, donde estos son fundamentales para cumplir la labor de la audición.

En fin, la fatiga ocasionada por el proceso químico y mecánico al que está siendo sometido el tejido epitelial es tal, que nos hace pensar, que entre sus capas subyacentes yuxtapuestas, se tienen que acumular una serie de sustancias que pueden resultar perjudiciales, para el funcionamiento normal de las células epiteliales.

5

LA RÉPLICA CELULAR

Si logramos modificar la estructura molecular del ADN en el núcleo de una célula, desde luego que estaremos ayudando, para que se altere la configuración física y energética de una sola de ellas. Y como resultado de esta modificación del orden en que estas bases están colocadas en el ADN, esto tendrá una influencia para el funcionamiento de todo el conglomerado celular. Y a partir de ese momento, todo el sistema celular comenzará a batallar, para tratar de reorganizar por sí mismo su estructura molecular genuina. Pero fue así que en los primeros tiempos, y visto el cuadro clínico o paroxismo que mostraba una persona afectada por cáncer, se creía que esta enfermedad era el resultado de una septicemia; es decir, como si se tratara de una clase de infección incontrolable, donde estaba involucrado el sistema inmunológico. Pero hoy en día, se sabe que se trata de una clase de células, que están desarrollándose de manera natural desde el punto de vista biológico. Solamente que su actividad de réplica lo hacen a un ritmo más acelerado, provocando un desajuste o desacuerdo entre ellas y las demás células vecinas que están sanas. Por lo cual, se interrumpe además, una de las propiedades fundamentales para la funcionalidad coordinada, como es la comunicación que tiene que existir entre todas las células de un mismo organismo.

Así que estas células químicamente modificadas, se apartaron de su diseño y ritmo de réplica original, por lo cual, se forman o se reproducen con mayor número respecto a las células normales. Y en ese sitio específico del cuerpo, por lo general está involucrado el tejido epitelial. Y brotará o se notará ese exceso de células que ahora configurarán un pólipo amorfo imperceptible. Pero luego, si llegara a prosperar este proceso lo suficiente para hacerse visible, lo referiremos más comúnmente como una mutación, lo cual no es más que un cambio químico que se originó dentro de una sola de estas células. Pero luego, esta protuberancia, repercutirá en el diseño del prototipo genético, de aquellas células que permanecen sanas. De tal forma, que con el tiempo, esa configuración genuina puede ser incitada a sufrir alteraciones, por nuestra estrategia equivocada en cuanto a la manera de alimentarnos. Porque en realidad, que no existe ninguna razón, para que se enferme un cuerpo que se rija por una alimentación adecuada; es decir, para que no se motive por alguna razón su funcionamiento.

Y para tener sólo una idea de la complejidad y maravilloso diseño que somos como sistemas vivientes, los seres humanos estamos conformados de acuerdo al peso corporal, por unos 33 trillones de esa clase de células que hemos descrito. Y el peso de una sola de ellas, es solamente de unos 2,3 nanogramos. Pero tal vez que lo más asombroso, es que este número tan espléndido que ahora somos, comenzó por la división exponencial de una sola de estas células, o cuando éramos apenas un espermatozoo. Y aquella única célula, se integró aportando la mitad de sus cromosomas con la mitad de los cromosomas de la otra célula que forma el óvulo, y luego de esta unión, estas dos células se fusionaron para reproducirse. Pero a la vez que de esta coalición, resultaron las nuevas células que fueron formando otras, pero bajo una directriz organizativa increíble. Y comenzaron a proliferar al unísono, o desplegándose coordinadamente desde ese micro mundo, hasta alcanzar la estructura lógica que nos conforma como cuerpos.

Y este proceso proseguirá, hasta que el individuo formado por células, cumpla el papel que le corresponda en la vida como energía. Es decir, utilizando esa clase de transformación de las ondas electromagnéticas que se transformaron finalmente en materia. Porque tiene que existir alguna fuerza y una buena razón energética, para que obligue a esa unión de un espermatozoide con un óvulo, con el único propósito de engendrar a otro ser. Aunque debido a los procesos químicos recurrentes como los mencionados en los epitelios, miles de estas células cesan de sus funciones y finalmente mueren. Así que se necesitan realizar esas réplicas, con la finalidad de que el individuo engendrado pueda desarrollarse solamente hasta un cierto punto. Porque luego de esto, comenzará un proceso en reversa, o contrario al que lo originó. Pero en algunos casos antes de la decadencia, el individuo habrá dejado la continuidad de sus cromosomas en otro ser, para que otros espíritus también logren esta oportunidad de vivir corporificados. Porque si no hubiese sido así, cada especie hubiera desaparecido de una manera física.

Pero es gracias a estos procesos de muerte y nacimiento de nuestras células, que somos un sistema dinámico. Porque de no haber sido así, tal vez los seres vivos seríamos estáticos; o no creceríamos, porque ningún espíritu puede tomar como recinto un cuerpo que no cambie o evolucione. De tal forma que habitamos un cuerpo que se está desarrollando continuamente, únicamente por la réplica de sus células. Y las células que mueren tienen que ser reemplazadas por las nuevas, por lo cual, necesitaremos aportar continuamente desde la alimentación ese material de reciclaje. Y diariamente nacen y se nos mueren las células. Por ejemplo, al tomar un baño, nos detergemos de miles de células muertas que se desprenden de la piel; pero estas ya no podremos recogerlas. Mientras que en lo interno del cuerpo, las células que se nos mueren, serán aprovechadas para otros procesos vitales de la supervivencia de las células vivas.

En otras palabras, que nos estamos exfoliando continuamente; y todo esto como resultado del gran número de reacciones químicas que suceden en el interior de nuestras células, con el fin de poder mantenernos estructuralmente como seres vivientes; cambiantes, activos y funcionales. Pero lo que no sabemos exactamente es, cuándo, quién, o qué decide esa declinación, después de haber ocurrido el embasamiento completo del cuerpo. Es decir, ¿por qué tiene que ocurrir el inaceptable proceso regresivo hacia el envejecimiento, cuando ya todo había quedado aparentemente conformado?.

¿CUÁNTAS RÉPLICAS PUEDEN ACONTECER DURANTE NUESTRA EXISTENCIA?

Y ya concluimos que las células no pueden ser estáticas, y su número va a depender del volumen corporal de cada persona. Pero se puede hacer un cálculo para tener una idea, sabiendo el ritmo de réplica y el peso de una sola célula, para concluir, que durante un período de vida medio de 70 años, y un peso de 70 kilos, para lograr mantener ese dinamismo de crecimiento y muerte celular, en un ser humano habrán de producirse unos 10 millones de billones de esas divisiones.

Pero con la probabilidad, de que en sólo uno de esos eventos de división, se pueda introducir un error de tipo genético. Es decir, la posibilidad teórica de captar una mutación en una de esas réplicas, va a ser proporcional al número de divisiones celulares, por lo que en toda la vida, tendremos una estadística de 10 millones de billones, de que al menos aparezca un evento, con una célula mutada por un error que ocurra en dicho imparable proceso de muerte y réplica celular.

Esto también es una respuesta, para aquellos quienes afirman, que el ser humano tiene ya las células cancerosas. Solamente que en algunos se han dado las condiciones para que se desarrollen estas células, mientras que en otros no. Porque de ser así, estaríamos suponiendo que las células cancerosas son estáticas, o que no se dividen, lo cual es totalmente imposible. Aunque lo más lamentable en la mayoría de los casos, ese error genético es inducido por nuestra mala estrategia a la hora de alimentarnos, y no por los equívocos en las divisiones celulares, ya que ese mecanismo químico de auto réplica, resulta así de extraordinario, porque se ha logrado adaptar durante toda una evolución y actualización inconmensurable. Y lo que somos hoy realmente, presenta una alta confiablidad que resiste los cambios naturales de las mutaciones.

Pero tal error genético tal vez acontece, pero con una frecuencia de eventos tan baja, que únicamente se manifiesta, cuando un grupo considerable de estas células mutadas se hace importante, como para que puedan ser detectadas al mostrarse visibles. Pero eso, claramente que dependerá de las condiciones químicas del medioambiente en el citoplasma, y en el núcleo celular, en el momento en que estas estén realizando las diversas funciones reproductivas o de biosíntesis. Por ejemplo, las consecuencias que resultaren, por el hecho de que el pH o grado de acidez dentro del núcleo celular se encuentre alterado.

Un pequeño mamífero como el ratón, con un período de vida de unos 18 meses, alcanzará un número de divisiones de 20 billones. Mientras que en una ballena con una vida promedio de 80 años, y un peso corporal de 130.000 kilos, le sucederán unos 200 billones de billones de divisiones celulares. Pero a pesar de superarnos por 20 veces con esa proporción, al menos hasta ahora no se ha podido reportar un caso de cáncer en las ballenas. Y al parecer que somos los humanos, unos de los pocos seres vivos dotados con esa habilidad, o que bien por desconocimiento, promovemos modificaciones continuas a nuestro complejo celular.

Por otra parte, en su entorno, las células epiteliales están más expuestas a la alteración de su medio ambiente tanto físico como químico. Tal es el caso del tejido epitelial en el intestino delgado y en el intestino grueso hacia la parte del colon, donde las condiciones por el estancamiento de las sustancias tóxicas provenientes de las carnes, y que acompañan a las heces, pueden provocar el daño inicial de ese epitelio. Lo cual puede servir a su vez, como un enjambre de células mutantes para la formación de una afluencia de pólipos diminutos.

El colon, riñones, hígado, páncreas, laringe, pulmones, próstata, mamas, útero, etc., son las partes donde más se manifiestan los casos de cáncer, y son todos en esencia una clase de tejido epitelial especializado. Y esa zona donde se empalma el intestino delgado con el grueso, representa también un sitio epitelial y proclive al cáncer, parecido a la del duodeno. Y esta parte puede ser afectada por la presencia allí de quimo ácido, provocando la conocida enfermedad de Crohn.

Pero se sabe, que cuando las células no tienen oxígeno por causa de la acidosis, las mitocondrias de las células cancerosas, producirán energía calórica solamente por la vía de la glucólisis. Lo cual es diferente al proceso alternativo, mediante el cual, las mitocondrias de las células sanas, producen la energía calórica a partir de la combustión de la glucosa con oxígeno. Porque las mitocondrias de las células sanas, disponen básicamente de esos dos mecanismos alternos para producir energía. Ya que normalmente en la respiración celular, además de la combustión de glucosa con oxígeno, una pequeña porción de esta conversión, se realizará por medio de la glucólisis mediante la oxidación del piruvato en lugar de lactato. Y este, es un proceso alternativo y necesario, porque es útil en ciertas ocasiones. Por ejemplo, en el momento que estemos corriendo o si estamos asustados, detenemos la respiración, y las células sanas recurrirán a la producción de energía sin la necesidad de oxígeno. En ese momento, la conversión de energía se irá por la vía del lactato, hasta que la respiración vuelva por su vía normal, y las mitocondrias asuman de nuevo la vía para producir energía por la vía de la combustión de la glucosa con el oxígeno a través del piruvato. Ya que por un momento el grado de acidez dentro de las células estará más alto pero de manera esporádica. Pero cuando no hay oxígeno durante un tiempo más prolongado, el lactato se convertirá en ácido láctico en vez de ácido pirúvico.

De tal forma, que si provocamos una alteración química dentro de nuestras células hacia una acidez más alta pero más duradera, esto hará que las células sanas muten, y se conviertan en células cancerosas. Y lo más probable, es que estas sean las células epiteliales apicales, las cuales son las más afectadas cuando hay una menor deficiencia de oxígeno. Porque el abastecimiento de oxígeno de estas células, depende del oxígeno que le llegue a las capas de células subyacentes. Y las mitocondrias de estas células, producirán la energía mediante la glucólisis. Pero esta generación de energía en forma de calor, lo logran las mitocondrias sin importar que la concentración de oxígeno sea alta, pues lo que está alterado es la estructura del ADN de la célula que se convirtió en cancerosa.

Y no lograremos revertir el cáncer, utilizando por ejemplo una cámara hiperbárica, para tratar de saturar a las células cancerosas con oxígeno, mientras que no se revierta el problema de la alta acidez. Porque la única manera de obtener la energía de manera normal por medio de la respiración, es que el oxígeno vuelva a llegar desde los pulmones con la hemoglobina. Es decir, que se retome la forma de la respiración normal dentro de las células alteradas. Porque la única manera que las mitocondrias de las células reciban el oxígeno, es a través de la mioglobina.

Y nuestro análisis se basará en estas dos características: primero, que las células cancerosas se desarrollan en un ambiente comparativamente más ácido o pH más bajo con respecto a las células sanas. Y en segundo lugar, es evidente que el cáncer puede aliviarse. Es decir, que el cáncer lo podremos revertir químicamente, cuando cambiemos a tiempo la dieta que ocasionó la acidosis en la sangre. Y esto nos obliga a pensar, que el proceso de mutación en las células, es en esencia de carácter químico. Por lo cual lo podremos revertir de igual manera, o químicamente, siempre que le demos la oportunidad a nuestras células, para que ellas puedan retomar su grado de acidez original.

6

ACIDEZ DEL FLUIDO CORPORAL

En condiciones de salud normal, o bajo el control de su patrón de diseño legítimo, el pH de la sangre en los humanos, requiere por su naturaleza, mantenerse dentro de un rango que se encuentra acotado por un valor comprendido entre 7,35 y 7,45. Y esto se expresa así como una función logarítmica, porque si se expresara en términos de concentración de los iones hidrógeno, estaríamos diciendo que en lugar de pH, el rango de concentración de los iones hidrógeno estaría entre $10^{-7,35}$ y $10^{-7,45}$. Pero expresadas de esa manera, estas cantidades resultan ser muy pequeñas; así que se ha adoptado el término pH para referirse a la acidez de una manera más representativa. Y desde luego que esta es la razón, de por qué cuando el valor de pH es menor, eso equivale a decir que la acidez es mayor.

Pero estas condiciones de acotación tan cercanas son necesarias, porque es lo que le permite al organismo poder «conectar» y a la vez «desconectar» las funciones eléctricas, enzimáticas y hormonales, para que se puedan desempeñar la enorme cantidad estímulos y respuestas del movimiento del cuerpo, y las réplicas de las células. Pero además, resulta que el funcionamiento de los circuitos neurológicos, también dependen de este rango de acidez. Porque si el rango que delimita esta acidez fuese más amplio, quizás algunas funciones vitales no se producirían; pues se requeriría demasiado tiempo para poder prorrumpir, por ejemplo, aquellas órdenes involuntarias, o que no están bajo nuestro control consciente, porque estas órdenes no emanan del pensamiento. Sin embargo, por ejemplo la acción de comer, es un acto básicamente voluntario, y eso es lo que determina qué clase de cosas comemos. Y sentir la sensación de hambre, va a depender igualmente del grado de acidez estomacal. Porque si se altera el rango de acidez de los neuro transmisores, la falta de estas señales eléctricas, pueden provocar un desinterés o desgano por la comida, lo cual se llama anorexia. O también se puede producir la insaciabilidad, lo cual es conocido como bulimia.

Pero el sistema se ha configurado muy bien hasta este momento que lleva de evolución, o esquematizado por un efecto de adaptación de sus células, porque goza además, de una formidable y confiabilidad autónoma. De tal manera, que si queremos cambiar la función de estos circuitos químicos que ya han sido cuidadosamente esbozados, tendríamos que introducirle adaptaciones y modificaciones. Lo cual sería durante el corto tiempo que le toca vivir a un ser humano, una tarea sumamente difícil. Así que cualquier cambio ligero de ese rango de pH, puede crear durante este corto período evolutivo o de adaptación, las condiciones para un leve síntoma, tales como un dolor, un ligero malestar general, enervación por la falta de oxígeno, etc. Y de continuar así, la situación convergerá hacia una condición de salud más desfavorable. Porque si el pH de la sangre cayera por debajo de 6,80 (ácido) o si se incrementara por encima de 7,80 (alcalino) las células dejarían de funcionar, y la vida de ese cuerpo se pondría en riesgo. Y los iones hidrógeno H$^+$, se han hecho la materia más abundante en el Universo; y junto con los electrones, son las partículas que determinan el rango de acidez de la sangre. Y este límite de acidez, es el que funciona parecido a un pulsador electrónico, para que se produzcan todas las acciones biológicas.

En otras palabras: si el pH sobrepasara la barrera de 7,45, la sangre contendría cerca de un 11 % más de oxígeno, comparado con aquella sangre cuyo pH fuese 7,35. Esto sucede, porque la hemoglobina se va a unir con mayor fuerza al oxígeno, cuanto más alto sea el valor del pH (menos ácido). Pero a pesar de haber más oxígeno presente en la sangre, ese efecto sería perjudicial, ya que si el pH es muy alto, o sea, que si la acidez es baja, la hemoglobina se quedaría «entarugada» únicamente con oxígeno. Porque es necesario que la hemoglobina se desprenda del oxígeno, entregándoselo a la mioglobina en la pared celular, para que a su vez, la hemoglobina reciba de la mioglobina el bióxido de carbono que está emanando desde las mitocondrias. Y para lograr ese intercambio de oxígeno por bióxido de carbono, el bióxido de carbono debe ser convertido primero a ácido carbónico, por medio de la enzima anhidrasa carbónica. Por lo cual, en las adyacencias de la célula, el grado de acidez es más alto, o el pH es más bajo. Y esta alta acidez en términos relativos, a su vez hace que la hemoglobina se adhiera más fuertemente con el ácido carbónico que con el oxígeno. Y el resultado de este intercambio, gracias a ese cambio aparentemente insignificante de acidez o el factor pH, se automatiza de forma controlada el proceso de la respiración. O lo que hace que la hemoglobina se desprenda de todo el oxígeno que portaba, para poder unirse con el ácido carbónico y poderlo sacar de allí durante la exhalación. En este caso, el bióxido de carbono, es el desecho que se genera en las mitocondrias en el interior de las células, o lo que queda de la reacción de la glucosa con el oxígeno, después de desprenderse la energía en forma calórica.

Pero luego, el «interruptor pH» en los pulmones, tiene que cambiar de nuevo el valor de la acidez, porque de no suceder esto, el ácido carbónico se quedaría adherido permanentemente a la hemoglobina. Y esto incapacitaría la hemoglobina para transportar de nuevo el oxígeno en su retorno hacia la célula. Y al tener que obligar el funcionamiento celular únicamente hacia el extremo ácido respecto al rango normal, dicha situación nos llevaría a una condición de asfixia, motivada por la alta concentración de ácido carbónico en el cuerpo. Porque bajo estas condiciones, la hemoglobina ya no nos transportará eficientemente el oxígeno; y en consecuencia, las mitocondrias de las células recurrirían a la vía de emergencia; es decir a obtener la energía por medio de la glicólisis de la glucosa.

Y para que se produzca este intercambio de ácido carbónico por oxígeno y viceversa, se necesita que el hierro de la hemoglobina varíe su estado de oxidación. Es decir, que el hierro de la hemoglobina cambie alternativamente desde hierro II a hierro III. Pero de esta alternabilidad del estado de oxidación del hierro de la hemoglobina, se encargará el NAD y el NAD^+ sistemática y normalmente dentro de las células. De tal manera, que perturbar esa labor y fascinante mecanismo, nos puede traer serias consecuencias. Por lo tanto, estamos obligados a vivir, tal y como para lo cual fuimos diseñados. Es decir, apegados por la adaptación de nuestras células, o a sus restricciones, ya que por su naturaleza propia, deben ser unas condiciones más acordes para un cuerpo, que tiene que desempeñarse bajo las directrices electrónicas establecidas, y con un régimen alimenticio vegetariano.

CONSECUENCIAS POR UNA BAJA CONCENTRACIÓN DE OXÍGENO

De tal forma, que las células cancerosas se reproducen en unas condiciones de pH bajo, o sea, en un medio de una alta acidez, y un ambiente de baja concentración de oxígeno. Pero esto debe suceder, hasta que no ocurra un cambio de pH hacia valores más altos, lo cual obligará para que la hemoglobina pueda soltar el ácido carbónico, con el fin de volver a tomar el oxígeno en los alvéolos de los pulmones. Es lo que permite la respiración aeróbica, en todos aquellos organismos que utilizan sangre, para transportar la glucosa y el oxígeno hacia las mitocondrias de sus células, con el fin de generar energía en forma de calor.

Mientras que a un valor de pH ácido, y con el estado hierro III, es decir con el átomo de hierro más oxidado, en lugar de oxihemoglobina, se puede formar metahemoglobina, porque con este estado de oxidación en el átomo de hierro de la hemoglobina, esta molécula transportadora, no se une con el oxígeno, sino con el ácido carbónico. En el estado de oxidación hierro III, la ferrihemoglobina (o metahemoglobina) no transportará oxígeno, porque con hierro III, el oxígeno formará temporalmente un superóxido, el cual no permite que la metahemoglobina se una con el oxígeno, hasta que el hierro III no se revierta de nuevo a hierro II. Es decir, que el átomo de hierro se reduzca en su estado de oxidación. Pero todo este mecanismo depende del grado de acidez de la sangre. Y para llevar el hierro desde III a hierro II, y viceversa, se necesitan el NAD reducido y el NAD^+ oxidado, que deben formarse sistemáticamente durante la respiración celular, y de una manera normal. La oxihemoglobina le confiere a la sangre una tonalidad de color rojo brillante, mientras que la metahemoglobina, le da a esta un aspecto más oscuro, o más bien una coloración marrón parecida al chocolate.

Luego en la parte externa de la célula, esta condición de alta acidez, hará que el antioxidante urato de sodio, atraiga los protones de la sangre más ácida. Y por este efecto, el urato de sodio se transformará en ácido úrico. De tal forma, que si la sangre está más ácida, se exacerbará el contenido de ácido carbónico en el fluido corporal. Y esto explica, por qué los pacientes con una situación de cáncer terminal, presentan una acidez en la sangre de hasta mil veces mayor que la normal, lo cual es causado por la alta acidosis del fluido sanguíneo. Y esto habrá creado un entorno carente, o de bajo aprovisionamiento de oxígeno en las mitocondrias de las células. Por lo cual, al confluir hacia todas esas condiciones mencionadas, indudablemente que estas circunstancias de alta acidez, favorecerá la supervivencia y el desarrollo de las células mutantes.

Deberían las personas en esta etapa del cáncer, evitar igualmente el consumo de lácteos, y aquellos vegetales crudos que contengan una alta concentración de oxalatos. Pero la única opción que le quedaría a las células inmersas en esta situación, o con el fin de poder captar una mayor cantidad de hemoglobina impregnada con oxígeno, es decir de oxihemoglobina, será crear a su alrededor un mayor número de vasos sanguíneos, lo cual agravará el aspecto de esas células, debido a una mayor cantidad de masa inconexa, que ahora se muestra amorfa como un pólipo o tumor. El valor del pH de la orina y la saliva de pacientes con cáncer terminal, está en el orden de 4,0 y 5,5, mientras que el pH de una persona sana este valor es de 7,40. Es decir, que la sangre de una persona con cáncer está demasiado ácida, respecto a la sangre de una persona sana. Y lo más probable, es que debido a esta alta acidez, se dañe igualmente la función oxidante y a la vez antioxidante NAD$^+$ y NAD.

Y es de esta forma, que el problema de la acidosis llegó así a su punto culminante, porque incluso cuando el cáncer invade el cuerpo en forma de metástasis, esta lectura de acidez en términos de pH, puede dar valores más bajos. Se produce un acmé o paroxismo en un ambiente químico ácido, donde el resto de las células sanas se doblegan, porque estas no lograrán captar más el oxígeno. Mientras que las células cancerosas, son capaces de sobrevivir en ese ambiente con un mayor grado de acidez, y con una baja concentración de oxígeno.

Pero ambas clases de células, (cancerosas y mutantes) ya no podrán coexistir juntas en el mismo cuerpo bajo estas condiciones de alta acidez; porque la alta acidez es favorable para las células mutantes, pero desfavorable para aquellas células que aún se conservan sanas. Y esto sucederá, hasta que no se revierta oportunamente esa anomalía, la cual fue causada por el desbalance, o como consecuencia del bajón en el valor del pH; o sea, por la alta acidez corporal. O mientras que no logremos bajar la acidosis, no tendremos otra manera de revertir el cáncer.

Pero esta estrategia de alcalinizar de nuevo la sangre que se había vuelto ácida, es lo que explica, por qué algunas personas cuando asumen una dieta vegana, se han aliviado del cáncer, incluso en la etapa terminal. Pues ellas han comprendido y desistido a tiempo no consumir carnes, o porque asumieron una dieta más acorde para un ser diseñado como vegetariano. Pero esta es la única forma de lograr a tiempo, que nuestras células sanas tengan la oportunidad de retomar el control de su equilibrio químico de funcionamiento, o tratando en lo posible de no obligarlas a que se reinicien hacia el conflictivo problema de volver a cancerarse. Pero el conocimiento consciente de este proceso de alimentación, será clave para no tener que enrumbarse de nuevo por un camino alimenticio equivocado.

Y así concluimos, que el cáncer se debe a un desequilibrio ácido-álcali, el cual puede ser reequilibrado también químicamente; pero no con una vacuna, porque el asunto del cáncer no se trata de un problema inmunológico sino químico. Y las diferencias patológicas en cuanto a esta anomalía, se debe más bien a la clase del tejido epitelial involucrado.

Y sería más interesante, tratar de investigar sobre alguna sustancia que realice un monitoreo constante en los cambios de acidez en la sangre, con el fin de detectar a tiempo, lo que pudiera ser un error genético, y que luego regularice por sí mismo el grado de acidez corporal. Pero resulta, que esta clase tan cuidadosa y sistemática de control, ya está disponible en nuestras propias células, mediante el gen que controla la hipermetilación. Solamente que nosotros, por culpa de nuestro devaneo alimenticio, no les damos la oportunidad; o no percibimos esos cambios a tiempo, para tratar de no afectar a nuestras células, con el fin de mantenernos sanos. O para no tener que enfermarnos innecesariamente sin ningún motivo.

De tal forma que la actividad de la glucólisis, está desde luego asociada con la falta de oxigenación, o una isquemia dentro de las células; y en el caso del cáncer, se producirá además, un problema conocido como cáncer anoréxico, lo cual se da en aquellas personas en la etapa terminal de cáncer. Ya que en ese estado avanzado del cáncer, se incrementa la inapetencia y la desesperanza. O porque la baja concentración de oxígeno en la sangre, logrará que el individuo afectado por el cáncer, caiga en un estado de sueño más frecuente, con el fin de incrementar la frecuencia respiratoria. Y esta carencia de oxígeno, pasará a ser la causa principal de la muerte. O quizás, no tanto por motivo del cáncer en sí mismo, sino que la falta de interés por la comida y la duda, crearán esa indisposición o desgano, lo cual hace que la persona se doblegue, y logrará con esta actitud, empeorar su aspecto de salud por causa del cáncer.

La vitamina C, es nuestro segundo antioxidante más abundante después del urato de sodio, pero por ser soluble en agua, perdemos todos los días la vitamina C a través de la orina y la sudoración. Por lo cual, tendremos que obtener la vitamina C a partir del consumo de frutas. Mientras que no necesitaremos consumir células de otro animal para obtener de ellas el urato de sodio, ya que este lo conseguiremos a partir de nuestras células difuntas, pues de las bases púricas adenina y guanina, de nuestros ADN y diferentes ARN extintos, obtendremos el antioxidante urato de sodio.

El problema del cáncer, desde luego que puede revertirse químicamente, pero tampoco se puede someter a las células sanas a un bombardeo de radiación para destruir solamente a las células mutantes. Porque lo más lógico es evitar en todo caso provocarse un cáncer; y todo esto depende aparentemente, o desde el punto de vista orgánico, del estilo de alimentación que cada persona adopte. Porque la llegada del cáncer por otros medios, tales como un cáncer inducido, se escapa un poco de este análisis. Aunque de todos modos, estos casos son de muy baja frecuencia, si los comparamos con el cáncer de carácter orgánico o inducido solamente por culpa nuestra. Aunque si lográramos entender este proceso, tal vez reforzáramos nuestro sistema inmune, y también lograríamos vencer un cáncer inducido. Un cáncer se puede inducir de varias formas: mediante la generación de radicales libres tipo peróxido, a partir de las moléculas de agua del cuerpo. Pero digamos que se pueden provocar estos radicales, utilizando rayos electromagnéticos de muy alta energía.

7

ALCALOIDES NATURALES

Los brebajes o infusiones de plantas por lo general contienen alcaloides; los cuales tienen la capacidad de bajar el grado de acidosis en la sangre. Pero antes de abordar este tema, respecto a los productos naturales que se utilizan como paliativos, y basándonos en la observación del cambio de costumbre alimenticia, esto representa un ejemplo de por qué es la clase de comida que consumimos, lo que causa las diferentes clases de enfermedades. Por ejemplo: en apenas unos pocos años, hasta 1964, solamente una persona entre 214 estaba propensa a ser afectada por el cáncer. Y para ese momento, el cáncer era sólo una clase de enfermedad ocasional. Pero según un reporte de la Sociedad Americana del Cáncer publicado en el año 2009, a pesar de no ser una enfermedad transmisible, entre los años 2003 y 2005, ese indicador había cambiado significativamente a 1 de cada 2 casos para los hombres, y de 1 por cada 3 casos para las mujeres, con el riesgo de padecer de cáncer en cualquier sitio del cuerpo. Para las mujeres, la mayor relación, es de 1 de cada 8 en el caso del cáncer de mamas; y respecto a los hombres, es de 1 por cada 6, para los casos de cáncer de próstata. Y en otra información del 27 de mayo de 2009 en el HealthDay, para ese año, en los EE.UU se diagnosticarían1.479.350 nuevos casos de cáncer, de los cuales corresponderán 766.130 casos para los hombres, y 713.220 para las mujeres. Pero de acuerdo con la tabla de mortalidad, de estos, 562.340 personas morirán por causa de ese mal; es decir 292.540 hombres y 269.800 mujeres, lo cual significa, 1.500 muertes por cáncer cada día respecto a los estadounidenses.

En cuanto a Latinoamérica, el índice más alto de muertes se debe al cáncer de útero. Y respecto a los casos de cáncer de las mamas, entre los países con el índice más alto en Latinoamérica corresponde a Argentina y Uruguay. Pero ojalá que esto sea solamente una coincidencia, ya que estos son los dos países que encabezan la lista como los mayores productores de carne. Y desde luego, que también son grandes productores de leche en polvo. Y como observáramos, la leche en polvo trae un alto contenido del aminoácido metionina, cuya concentración es 300% mayor comparado con la leche materna. Y según el informe de la Organización Mundial de la Salud (OMS), la incidencia del cáncer de mama, aumentó su estadística, en un 20 % entre 2008 y 2012 con 1.670.000 nuevos casos diagnosticados. Y esto, convierte el cáncer de las mamas como el segundo tipo de tumor más común en el mundo.

Pero ¿qué condiciones pueden marcar una diferencia tan significativa entre el número de casos de antes a los de hoy? Indudablemente, que el estilo de alimentarse pudiera estar influyendo en esa discrepancia. Además de otros factores que pueden generar la enfermedad; pero en este caso, nos estamos refiriendo al cáncer, como una afectación de carácter orgánico. Es decir, como el resultado de una alteración de naturaleza química, que se produce por la forma o estilo de alimentarnos. Y la evidencia de esto, es que hoy existe una súper población, lo cual indica, que de haber existido ese índice de mortalidad por cáncer en el comienzo de la actividad humana, esta no hubiese logrado el nivel evolutivo que hoy tiene, porque en su momento, ya hubiese pasado a engrosar la lista de los extintos morfológicamente.

También se puede tomar como un buen indicador, de por qué el cáncer no es hereditario, porque si hubiese sido así, el susodicho índice de mortalidad por cáncer, hubiese sido una constante. O toda la generación humana ya hubiese desaparecido, si esta anomalía fuese trasmisible mediante la generación genética. Es decir, que se hubiese distorsionado el prototipo genético de los humanos. Pero debido a la manera acelerada de vivir a la cual nos ha empujado la sociedad actual, se ha tenido que incrementar erróneamente la producción de alimento de origen animal, tal vez porque este proceso de alimentación, genera mucha ganancia desde el punto de vista económico. Pero además, implica una destreza para diseñar nuevos y variados productos apetitosos, con el fin de conservarlos y almacenarlos, para luego ofrecerlos en el cada vez más atractivo mercado de consumo cárnico. O aquellas comidas de la clase exprés, aprovechándose de que a muchas personas se les hace difícil cumplir sus atiborrados horarios de trabajo, o por la pereza de tener que cocinar sanamente en sus casas. Sería por esto, que el valor de ese indicador es más alto en los países industrializados, pues ellos disponen de buenas tecnologías para producir el alimento vegetal para alimentar a los animales; y luego del sacrificio del animal, poder venderle a las personas perezosas la proteína animal elaborada como una exquisitez y facilismo. Y esto concuerda con el informe de la Agencia Internacional para la Investigación del Cáncer, la cual determina, que el índice de los casos de cáncer es mayor para los países considerados en la vía del desarrollo, debido a que el ingreso económico de esta clase de población, está relacionado directamente con el consumo de estos alimentos elaborados.

Sin embargo, estos analistas, no encuentran una explicación lógica, de por qué cuando se clasifica el índice de los casos de cáncer de acuerdo con las profesiones de los estadounidenses, dicho índice es más alto en los trabajadores de una muy bien reconocida cadena expendedora de comida. Lo que también empieza a preocupar en otros países donde llegan, porque la mayor captación de clientes son los más jóvenes, incluidos los niños. Pero es muy probable que se debe al consumo descomedido de carne de pollo, y con una publicidad muy bien elaborada para persuadir o incitar al consumo de estas clases de productos de origen animal.

Cuando una persona comienza a tener problemas de salud, la causa que la originó, fue en el momento en que la sangre comenzó a tornarse ácida, motivado a la ingesta de manera reiterada de células y proteínas de origen animal. En la medida que se incremente la acidosis en los riñones, en el hígado se comienza a sobrepasar la producción de amoníaco, que probablemente es el amoníaco que se desprende de la citosina, en el momento de la hipermetilación que convierte la citosina en timina. Este metilo es igual al que desprende de la metionina, que a su vez trae con exceso la proteína de origen animal. Esto dejará con abundancia en las células la homocisteína y el amoníaco. Pero el amoníaco que resulta de la hipermetilación tal como veremos más adelante, se une con el amoníaco normal del catabolismo de los aminoácidos que fueron descartados como desechos. Porque el amoníaco se procesa con el bióxido de carbono en el hígado para convertirlo en urea, para así poder excretar los aminoácidos excedentarios por medio de la orina; ya sean estos los de origen vegetal o animal.

Pero si la sangre está ácida, en el hígado no habrá bióxido de carbono sino ácido carbónico, y el hígado no puede transformar el amoníaco en urea con ácido carbónico. Así que habrá más bien una producción de sales de amonio que se forman a partir del amoníaco. Y esta es la condición que se observa en las personas de edad avanzada, cuando despiden un olor desagradable por la orina y la sudoración, lo cual se detecta sensorialmente en sus habitaciones. También es el olor característico de la orina de los perros y los gatos, la cual está compuesta principalmente por alantoína.

En la medida que se disminuye el consumo de carnes, sacarosa y lácteos, y si se sigue una estrategia de alimentación vegetariana, tratando de consumir aquellas bebidas alcalinizantes que puedan bajar la acidosis, lógicamente que estos brebajes naturales, promueven el aumento del valor del pH sanguíneo. Es decir, que bajan la alta acidez, y en el hígado se detiene la producción de sales de amonio. O incluso, es la razón por la cual, el consumo de estos brebajes botánicos, llámese néctar de noni, cúrcuma, yuquilla, sábila, guanábana o graviola, anamú, papaya, ananás, higos, ciruelas, etc., pueden prevenir, y hasta logran aliviar algunas veces el problema del cáncer.

La Cinchona por ejemplo, que también se conoce como quina roja, fue utilizada para el tratamiento de la malaria y el lupus. Y todas estas especies botánicas, son sin duda ricas en alcaloides; o sea, en alcalinizantes del fluido corporal. Pero aun sin conocer en la antigüedad el efecto de los alcaloides, y lo que tenían que corregir en el cuerpo, lo que si es cierto, es que su efecto se debe a la acción neutralizante de la acidosis, lo cual lo que hace, es reforzar el argumento que hemos expuesto de por qué se originan las enfermedades por el consumo de carnes. Porque existen reportes, que indican que el consumo de café negro, inhibe el crecimiento de cáncer en el colon. Una infusión de café integro, aporta un mayor beneficio para la salud, que aquel café que fue descafeinado; lo cual indica, que es el alcaloide cafeína el que tiene su influencia para incrementar el pH sanguíneo; es decir, bajar la acidosis. En cuanto al cacao, el beneficio principal de la teofilina, o uno de los alcaloides que contiene el cacao, este influye en la distensión o efecto relajante del músculo lizo bronquial. Por lo cual, el consumo de cacao sin desgrasar, mejora la capacidad respiratoria. Como por ejemplo, en el caso del asma, pero también aumenta la flexibilidad del tono muscular, porque se incrementa la eficiencia de la tonalidad del músculo cardíaco. Además de que un ensanchamiento de las vías sanguíneas, hace que baje la presión arterial, porque adicionalmente se incrementa el flujo sanguíneo y renal. Tiene igualmente efectos antiinflamatorio y estimulante del sistema nervioso central, principalmente en el centro respiratorio medular.

Otra observación, es que la teofilina bloquea la acción de la adenosina, la cual es un neurotransmisor inhibidor que induce al sueño, pero la teofilina puede alcanzar niveles tóxicos cuando se toma con comidas grasosas. Por lo cual, es preferible consumir la bebida de cacao con leche descremada o preferiblemente con leche de origen vegetal. Es igualmente la razón, de por qué cuando se consume una bebida de cacao puro, se mantiene una actitud despierta, pero esto no influye en el insomnio. También se ha observado que la teofilina del cacao puro, tiene una influencia para el alivio de la anosmia; es decir de la pérdida de la capacidad para captar los aromas.

Pero es importante aclarar, que cuando nos referimos aquí a la bebida del cacao, esta tiene que ser obtenida del grano o la almendra del cacao sin extraerle la grasa, porque si se somete el cacao a un proceso de presión para el desgrasado, con ello se separan los aceites, que son necesarios para generar los ácidos grasos tales como el Omega 3 y Omega 6, que influyen en el efecto de la tranquilidad parecido a las hormonas. Pero también con el prensado, se perderían de las semillas del cacao, algunos alcaloides. Por lo cual, es mejor utilizar cacao sin desgrasar para elaborar la bebida de cacao. Porque si se le extrae la grasa al grano de cacao, debería más bien llamarse chocolate en polvo y no cacao en polvo, porque estos son dos productos diferentes. La bebida de cacao en polvo puro, tiene un mayor contenido de alcaloides, y por tanto influye más en el proceso de oxigenación. Porque en este caso, la hemoglobina se libera del ácido carbónico y comienza a transportar oxígeno; por lo cual la persona se oxigena mejor y se siente con mayor energía. Además, que la bebida hecha con cacao en polvo, es más deliciosa y nutritiva que una bebida elaborada con chocolate en polvo.

De los grupos de ésteres de las bayas ricas en alcaloides, también forman parte los ácidos hidrocinámicos, tales como el ácido cafeico y el ácido ferúlico que le dan el olor agradable de las conchas del grano de café y de cacao, cuando estas están en la etapa del tostado. El ácido ferúlico es el que forma la lignina del pericarpio que recubre las semillas de los cereales, tales como el maíz. Pero si no se elimina el pericarpio del maíz, esta película transparente que envuelve al grano, está formada por hemicelulosa, que también contiene ácido fítico, el cual reacciona, quelatando los iones de los metales divalentes. Como por ejemplo, magnesio, cinc, calcio y hierro. Por lo cual, que la mejor opción es consumir cereales como el arroz, el maíz y el trigo, pero descascarillados. Es decir, sin el pericarpio. En este sentido, en muchos países donde se acostumbra consumir cereales integrales o con la cascarilla, extrañamente también están más desnutridos.

El cacao no es un cereal, y entre los mayores componente de la cascarilla, está más bien la pectina, azúcares reductores y almidón. En cuanto al café, el otro alcaloide que contiene este grano, es trigonelina, y la mayor cantidad de ácido clorogénico se obtiene del café crudo. Pero aquí el prefijo cloro en la palabra clorogénico, no se refiere a que este ácido contenga el elemento cloro, sino que el nombre se deriva de clorofila. Ya que esta es la sustancia que le confiere el color verde y agradable al grano de café cuando éste está verde. Mientras que la cafeína le da el color marrón y el aroma característico al grano de café tostado. Y la teobromina y teofilina, son los alcaloides que le confieren el olor y sabor al cacao; por lo cual, estos hacen que resalte más la bebida de cacao en polvo, pero no la del chocolate en polvo como se dijo.

Cuando un producto natural actúa por la vía alcaloidea, tales como el caso de la nicotina del tabaco o la cafeína del café, estos alcaloides del grupo de las metilxantinas, son los que estimulan la liberación en el torrente sanguíneo de las hormonas catecolamina y norepinefrinas, cuya función es la que hace sentir el bienestar. Y esto, en cierto modo, induce a una dependencia por el consumo de la infusión del café y cacao. Además de otros bebedizos, cuyo principio activo también sea un alcaloide. Pero, cuando son consumidos estos productos alcaloides, el hígado tratará de neutralizarlos, ya que el efecto de euforia de algunos de ellos, se produce porque el alcaloide se posiciona en la sinapsis de las neuronas, impidiendo el paso del impulso nervioso. De tal forma, que si usted consume la bebida del noni por ejemplo para aliviar el cáncer, el alcaloide que esta fruta contiene, le va a ayudar siempre que usted lo esté tomando constantemente. Y si una persona fuma, solamente sentirá el placer cuando el hígado termine con la neutralización del alcaloide nicotina. Así que previendo esto, hemos desarrollado un producto a base de enzimas reductoras, pero, que por no contener alcaloides, el hígado no las neutralizará. Y luego de años de pruebas, se logró finalmente formular un producto basado en enzimas proteolíticas, provenientes de las frutas, tales como la papaya, ananás e higos, las cuales son ricas en papaína, bromelina y ficina respectivamente. Y por ser enzimas, estas son sensibles a la luz y otros factores, como la temperatura, el pH, etc. Pero finalmente se logró estabilizar este producto, el cual hemos llamado CITRIFOL, porque estas frutas también son ricas en folato. El folato es esencial para las células, porque es a partir del folato que se forma el ácido folínico para la producción de las bases que conforman el ADN.

8

EL CÓDIGO DE LAS CÉLULAS

La señal electrónica para que una computadora funcione, es enviada y recibida en un orden como una secuencia apagado y encendido. Por ejemplo, un código cualquiera puede ser: apagado-apagado-encendido-apagado-encendido-encendido, etc. Pero esta misma secuencia, se puede enviar como una serie de los números ceros y unos, que indiquen igualmente encendido-apagado. Es decir, como 001011... Y dicha configuración o secuencia, es la forma digitalizada de un sistema binario. De tal manera, que la información se ordena con esa secuencia de esos dos números de manera exponencial, o también llamado código binario. Ya que con el cálculo en reversa, podemos llegar al valor numérico que generó la secuencia de ceros y unos. En informática se habla de bits: un bit puede representar solamente dos valores (o 2^1). Dos bits cuatro valores (2^2) y ocho bits (2^8); es decir, 256 posibles permutas de la serie de unos y ceros, y así sucesivamente. Pero una unidad de medida utilizada en informática, es el byte, lo cual consiste en una agrupación formada por ocho bits. Por ejemplo, la letra «E» mayúscula, se representa en el alfabeto del código binario como **01000101**. Y la letra «A» como **01000001**. Y un *chip*, debe leer esa secuencia de dígitos, para decodificarla o revertirla al valor numérico original, asignado a las letras «E» y «A», con el fin de que aparezca por ejemplo en la pantalla la figura de una «E» cuando es pulsada en el teclado la clavija que tiene dibujada la letra «E». Y es así, que usando grupos de 8 bits, es decir bytes, se logrará representar todos los caracteres que conforman el alfabeto binario, incluyendo las letras minúsculas y los demás signos, tales como los acentos; o pueden ser los de una imagen, música, videos, etc. Aunque para ello, se tendrá que incrementar el algoritmo a un mayor valor, que será en vez de 8, a 32 o 64 bits al cual funcionan los sistemas binarios de las computadoras hoy en día. Y de esta forma, la información será más ampliada, segura y difícil que salga o que llegue equivocada. Y se envía de esta manera secuencial, a través de las líneas de alambre de cobre, fibra óptica, ondas electromagnéticas de radio, energía cuántica, porque al final lo que representan y se transporta, es el instante cuando hay o no hay energía.

O como en el caso de las líneas en forma de barras con un espesor y separación específico, que luego un lector óptico en forma de luz de un láser debe leer y decodificarla, para traducir esa información a la forma numérica. O el código QR que puede ser captado y leído por una cámara digital. En un supermercado por ejemplo, donde hay miles de productos, alguien puede llevar el código para que el vendedor logre ubicar más fácilmente el artículo. Y al hacerlo de esta manera codificada, se hará más fácil de organizar los precios para la venta, descuentos y cantidades disponibles. Así que es una herramienta bastante útil, para poder recordar de manera computarizada, las características de la mercancía con esa forma codificada, cuyo propósito, es no equivocarse en el despacho o el acopio de los renglones.

Pero de forma parecida, las células agrupan secuencialmente la información genética, mediante las bases en la molécula del ADN, con el propósito de no equivocarse en la transcripción que debe ser recordada y transferida a la siguiente generación de células, por medio de los «chips transductores» llamados cromosomas. Los cuales están dentro del núcleo de las células, y cumplen con esa función de ser los codificadores celulares. O para que la identidad de las células, y finalmente la del individuo no se tuerza. Pudiésemos decir, partiendo también de la criptografía, que la información en las células está igualmente cifrada, o lo que en términos matemáticos se llama un algoritmo. Y en este contexto, y por comparación con las computadoras, se podría decir que se trata de un cifrado poli alfabético, en el cual por ejemplo, el ADN es un cifrador, mientras que el cromosoma es el descifrador, que copia y pone en orden la información que trae implícita en sí mismo el ADN originalmente. Pero dicha serie se tiene que conservar, mediante esa secuencia llamada código genético.

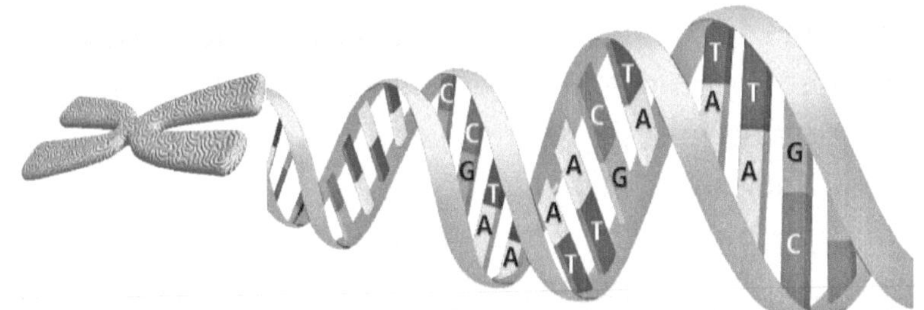

CONFORMACIÓN MOLECULAR CODIFICADA DEL ADN
A=Adenina, T=Timina, G=Guanina y C=Citosina
Figura 1

Las células realizan esa tarea de encriptación, formando diferentes tramos llamados genes en la cadena de ADN, mediante un ordenamiento o disposición de las bases en una secuencia específica, y conformando pares o grupos de dos bases. Lo cual es más eficiente, que esa secuencia solamente de unos y ceros en las computadoras. Y dado que solamente existen cuatro bases diferentes en el ADN, y por una imposición estrictamente de carácter químico, cuya condición también la determina el grado de acidez en el núcleo, la citosina (C) estará unida mediante puentes de hidrógeno a la guanina (G), y la timina (T) se enlazará sólo con la adenina (A). Observa la Figura 1. De tal manera, que una molécula de ADN, pudiera ser comparada con una larga oración escrita mediante un abecedario, formado por las cuatro letras que representan las bases del ADN: citosina-guanina (C–G) y timina-adenina (T–A). Y cada gen, que es un segmento secuencial con esos cuatro caracteres en la molécula de ADN, representa una serie o código genético, que configura el ADN y el ARN. Pero para formar ARN, interviene una quinta base llamada uracilo (U).

De hecho, que se están llevando a cabo pruebas, para almacenar datos en secuencias de ADN sintéticos para sustituir en las computadoras los discos duros, cintas magnéticas o discos compactos, lo cual sería una forma más segura y eficiente para mantener una información encriptada con el tiempo. Ya que los CD solamente tienen una vida útil de unos 30 años. En cambio, que si la información se lograra almacenar con la forma de un ADN sintético, este resguardo sería prácticamente eterno, o mientras que exista la humanidad para que pueda leerlos. En este caso, un equipo de síntesis de ADN produce en serie, una secuencia de bases de ADN en lugar del sistema binario; es decir, ceros y unos.

La ubicación de esta secuencia artificial, puede estar inspirada en el descubrimiento del sistema CRISPR, por el biólogo molecular japonés Yoshizumi Ishino, quien investigó el proceso de memoria del sistema inmune de las células, tal como ya se reseñó, en el caso del sistema inmunológico adaptativo, cuando las células neutralizan un virus invasor que trate de ocupar la célula por segunda vez. Y ya no lo podrá hacer, porque de alguna manera, que el sistema inmune de la célula procariota, se modificó para resistir con su parte genética, la acción del organismo extraño o invasor. De hecho, un virus es un impostor que se vale del núcleo de una célula animal, para que la célula invadida fabrique proteínas para ellos poder reproducirse. Así que el virus, como no logra reproducirse por sí mismo, puede hacerlo utilizando el núcleo de la célula invadida. Y este sistema de una gammaglobulina alterada, es lo que les confiere a los fagocitos esa forma de inmunización atenta o precavida pero que obligatoriamente fue una forma genética adquirida.

A este sistema sintético se le asignó el nombre CRISPR como una abreviación de «Repeticiones Palíndromas Cortas Agrupadas e Insertadas Regularmente». Porque estas repeticiones palíndromas, son aquellos tramos cortos donde el ARN se cierra con una secuencia de bases, que se pueden leer igual o con el mismo significado de derecha a izquierda que de izquierda a derecha. Es un caso que se da igualmente con ciertas serie de letras para formar palabras, y también en números en una serie de números. Por ejemplo, en la palabra «arenera», «reconocer», «sometemos», etc., las letras están ubicadas en ese orden, y así forman una palabra palíndroma, o que se puede leer igual en un sentido que en el otro.

En estos tramos cerrados del ARN, es donde se localizan esos pequeños grupos de bases espaciados, en una secuencia o serie que se pueden leer en ambos sentidos. La asociación del CRISPR con una proteína que tiene una gran especificidad, es lo que la hace capaz de llegar a esos tramos o grupos de bases palíndromos, y se llama «Asociación CRISPR» y por eso se le da el nombre de «Cas». El «Cas», es lo que introduce una corta secuencia en el ADN de la célula que trata de ser invadida, y este ADN queda de alguna manera, editado por el sistema

CRISPR/Cas, para que la célula pueda identificar la secuencia del ADN extraño, y así poder bloquearlo en caso de que el virus invasor aparezca de nuevo. El sistema se ha estudiado más en las bacterias, porque se hace un poco difícil en los seres humanos, ya que para los humanos existen virus invasores, como por ejemplo el influenza o virus de la gripe, que muta, o cambia constantemente su configuración; por lo cual, la gripe puede afectar varias veces a la misma persona. Porque con su mutación, el virus logra engañar de nuevo a las células humanas.

Aunque aparte de su función original en la inmunidad bacteriana, la proteína «Cas» que luego se sintetizó realmente como «Cas9», ha sido utilizada como una herramienta en la ingeniería genética. Porque mediante este sistema, se puede editar fácilmente cualquier genoma, con el fin de ponerlo a funcionar de otra manera. O que incluso se puedan utilizar para formar clúster cortos de secuencias de bases; como se dijo, para fabricar sistemas moleculares que sirvan como memorias informáticas.

Pero lo normal en una célula viva, o que ya está programada para que realice sus funciones, aunque no sabemos quién la programó para eso, pero sospechamos que fueron los espíritus hechos por almatrinos que viven en un micro mundo. Un mundo en miniatura en el cual, a lo mejor podemos jugar al fútbol con los átomos. O podemos colocar los átomos en un orden, para formar aquellas moléculas que tengan una determinada funcionalidad. No lo sabemos pero todo indica que es posible. Y por ahora solamente sabemos, que el ADN de una célula animal permanece resguardado dentro del núcleo, mientras que el ARN mensajero, sale del núcleo hacia el citoplasma de una manera ya programada, o con las instrucciones de cómo se debe sintetizar una determinada proteína. Porque es el ADN mensajero, quien lleva la información codificada, para que el ribosoma pueda saber, qué clase de proteína se necesita fabricar. Pero además, cómo se ha de producir. Y para cumplir esa función, están también los diferentes ARN de transferencia, que solamente están prestos, a la espera de esa secuencia para proceder a colocarse según el orden que les toque o acorde con la proteína encargada. Porque cada ARN de transferencia está asociado solamente a un aminoácido, por lo cual existen muchos ARN de transferencia, o por lo menos veinte de ellos, que son los necesarios para fabricar una proteína humana. Y este ARN de transferencia asociado con un solo aminoácido, es el que se acopla al ARN mensajero en el ribosoma; y, al igual que el ADN, el ARN mensajero lleva esa secuencia de dichas bases de manera cifrada, o que solamente la puede entender el ribosoma, con el único propósito de fabricar proteínas para darle vida al «*hardware*» representado en este caso por el cuerpo.

Y cuando se consumen los aminoácidos, porque los mismos son como los ladrillos necesarios para poder fabricar las diferentes proteínas, necesitaremos suministrarle de manera continua los aminoácidos a las células, lo cual lograremos mediante la comida. Pero tal vez que tendríamos que ser más cuidadosos, en cuanto a saber de dónde provienen estos aminoácidos que le suministramos a nuestras células. No como un acto en el cual simplemente se satisface esa necesidad de comer, que relacionamos con el apetito que nos induce al hambre, sino que debe haber un conocimiento del propósito de este acto de alimentarnos.

Y recurrimos algunas veces de manera ciega, a la fuente menos apropiada, porque es la que más nos agrada, sin detenernos a evaluar previamente, que el propósito de la comida es satisfacer la necesidad que tienen nuestras células para su funcionalidad, mediante la fabricación continua de sus proteínas. Y podemos asegurar, que la mayor fuente; o la más segura y económica y accesible para encontrar en el día a día estos aminoácidos, son los vegetales; pero no los animales. Por ejemplo, una ventaja, es que no es necesario tener que salir corriendo detrás de las plantas para obtener de estas los aminoácidos. Como tampoco necesitaremos engañar a nuestros hermanos los animales, para luego matarlos con el propósito de satisfacer nuestra hambre de una forma tan triste. Y este es realmente, un acto de canibalismo genético.

Pero continuando con nuestro análisis, en lugar de cuatro bases en el ADN en el núcleo, para construir las proteínas en los ribosomas, el ARN mensajero y los diferentes ARN de transferencia, lo hacen con una secuencia de tres bases que se configuran como una pequeña pieza de un rompecabezas, para poder encajar exactamente los aminoácidos en la cadena proteica que le fue encargada al ribosoma. Y de esa forma, o como triplete en el ARN de mensajero, esa es la secuencia que le envió el ADN desde el núcleo, para que el ribosoma la analice, la transcriba o revise sin equivocarse. Y con esta manera de un mensaje codificado, el ribosoma vaya procediendo a la fabricación de la proteína correspondiente, o que ya viene especificada de esa forma que trae inscrita o implícita cada ARN mensajero.

Y ya sabemos, que la proteína resultante, también debe contener consigo su propia memoria, porque ella tiene que adoptar una configuración estructural muy específica, lo cual va a depender de su función, o del papel que esta proteína fabricada vaya a desempeñar finalmente en el cuerpo, la cual tiene que ser idéntica a las que ya existen. Como por ejemplo, que estén formando hormonas, cabello, uñas, retina, papilas gustativas, tejido epitelial, muscular, etc. O puede ser una enzima para que retarde, acelere o detenga; es decir, para que controle una reacción química particular. Por lo cual, para no dislocar esa memoria tan necesaria, las condiciones del ambiente químico dentro de la célula, determinarán en gran medida, esas características de cada una de ellas con sus cromosomas en el núcleo, y con sus ribosomas en el retículo endoplásmico, con el fin de evitar los errores de transcripción o de programación. Por lo cual, debe conservarse el funcionamiento en sí de la propia célula, en caso de que dichos cambios modifiquen la memoria que guía el desempeño de cada célula, para todo el conjunto de células que forma el cuerpo. O que lo hagan funcionar, bien sea de manera lógica, o también de un modo incongruente. Por ejemplo es posible que no nos nazcan los cabellos en la superficie de las uñas.

¡Pero de nuevo! hasta ahora lo que realmente no sabemos, es, a diferencia de los programas o sistemas operativos de las computadoras mediante el *software* y el *hardware*, es qué, o quién es el que se encarga de dirigir esa increíble secuencia de ordenamiento logístico, para poder llevar a cabo ese sorprendente número de tareas proyectadas, o según sean las prioridades y necesidades por todo el cuerpo. Y lo más sorprendente, es que esto se logra de manera involuntaria; es decir, aparentemente sin nuestra acción consiente. Pero otras acciones, dependen de nuestras decisiones: por ejemplo en escoger la clase de comida que vamos a consumir.

De manera comparativa, o para que tengamos una idea de la maravillosa actividad de las células, con el fin de lograr mantener la información y programación genética sin equívocos, pero a su vez explicar la enorme diversidad de seres vivos que existen en la Tierra, con solamente los diez símbolos que forman las imágenes de los números (1-2-3-4-5-6-7-8-9-0) ordenados en grupos de 13, se pueden codificar todos los productos que se expenden en los supermercados. O con la figura de las 28 imágenes de las letras que forman el alfabeto, estas se pueden ordenar y combinar para formar las palabras, para escribir la mayoría de los libros que están en casi todas las bibliotecas del mundo. Por ejemplo, este libro está escrito con unas 226.000 caracteres y 38.000 palabras, lo que significa que cada palabra está escrita u ordenada en promedio, con 6 letras.

Pero ¡Imagínese usted cuántos combinables pueden hacer las células, cuando conforman cadenas insertando 20 aminoácidos distintos en grupos de 150 o más! Pero además, en lugar de dos dígitos como lo hacen las computadoras, las células lo hacen con cuatro letras o elementos (!) De tal forma, que el algoritmo binario, en lugar de 32 o 64 bits, será considerablemente mayor. Así que estadísticamente, el número de seres vivos en la Tierra debería ser realmente infinito. Solamente que algunas especies resultantes de esta formidable cantidad de posibles combinables, no lograron adaptarse al medioambiente terrestre o propicio. Mientras que otros como los humanos, tratamos de alterar esa maravillosa morfología. Incluso se utiliza lo referido a la ingeniería genética, el armamento nuclear, o modificaciones transgénicas, lo cual alterará completamente la estupenda combinatoria que a la naturaleza le ha tomado unos 2.000 millones de años en construir.

¿DE QUÉ MANERA SE TRANSMITE LA INFORMACIÓN PARA SINTETIZAR UNA PROTEÍNA?

Una proteína, es como decir un collar o rosario; cuyos eslabones o «cuentas» para no perderse u olvidar la secuencia de las oraciones durante un rezo, lo representan cada uno de los aminoácidos. Como ejemplo, tenemos la secuencia arginina-glicina-leucina-taurina-fenilalanina..., etc. La fuerza energética que une un aminoácido con el otro, es lo que se conoce como enlace peptídico, el cual fue descifrado por el químico alemán Hermann Emil Fisher. Las proteínas como mencionamos, son como la pared de una casa; mientras que los aminoácidos se asemejan, o podemos tomar como ejemplo a los ladrillos que forman la pared. En el cuerpo, las proteínas conforman mayoritariamente el 75 % de la carne muscular, o la pulpa que rellena y forma la fascia tridimensional que reviste el esqueleto. Es por esta razón, que por lo demás es lamentable, que los animales más carnosos y grandes son los vegetarianos, y estos seres resultan ser los más apetecibles para los depredadores, donde podemos incluir a algunos humanos que aprendieron a ser carnívoros. Y las proteínas conforman por así decirlo, la fachada del cuerpo.

Cuando se trata de la producción de proteínas, las cuatro bases diferentes que se encuentran en el ARN mensajero, las mismas hacen las veces de ese alfabeto de las cuatro letras ya descrito. Y tres de dichas bases forman el código que representan un aminoácido dado, tanto para el ARN mensajero como para el ARN de trasferencia. Y en el caso de la síntesis de una proteína, una secuencia de tres bases, perteneciente a una molécula de ARN mensajero, es quien determina que la inserción de un aminoácido que porta el ARN de transferencia sea la correcta. De tal forma, que el aminoácido que corresponda en el orden, sea insertado en su posición o el que le toque en la secuencia o cadena proteínica que va a ser producida.

Por esa misma razón, es que al ARN mensajero también se le llama ARN codificante, y, el ARN de transferencia, es el que aporta un solo aminoácido en específico, o el que corresponde a la clave que trae el ARN mensajero, que encaja como la pieza en un rompecabezas. Por ejemplo, tenemos que al código A-U-G (adenina-uracilo-guanina) del ARN mensajero le corresponde el código U-A-C (uracilo-adenina-citosina) del ARN de transferencia. Y a éste ARN de transferencia en particular, viene asociado con el aminoácido metionina. O sea, que el código del ARN mensajero, le indica al ribosoma, que allí solamente puede ser acoplado el triplete U-A-C, y este código corresponde inequívocamente a metionina. Es decir, que cada ARN de transferencia, representa únicamente un aminoácido específico. Pero se ha logrado precisamente mediante la tecnología de la informática, recopilar un diccionario completo de ese código-síntesis, el cual es necesario para la fabricación de las proteínas por parte de los ribosomas.

Pero si usted alterara la posición de un uno o un cero en el sistema binario de las computadoras; o tan sólo uno de los cuadritos en el código QR, o una línea que forma la barra en el código del producto del supermercado; si la pone más ancha o más delgada, si elimina o cambia de posición en la secuencia, etc., lo más seguro es que el empleado no nos pueda despachar el producto, ya que los lectores de los códigos no encontrarán cómo hacer la interpretación. Porque se ha modificado el código que identificaba dicho artículo. Es decir, su memoria. O lo que se descifra no es lo que se buscaba. De igual manera, que se puede influir, para provocar una alteración de la información que viene implícita en el gen. Pero este caso es más crítico, porque se trata de tener que mantener una réplica constante; para que nosotros, es decir, para que nuestras células continúen siendo lo que hasta ahora nos aportan como cuerpo.

Así que ya podemos entender, cómo es que estos procesos, están influenciados por las condiciones químicas de acidez del medio acuoso, en el cual está inmerso el núcleo de nuestras células. Pero sin duda, que esta información tan precisa puede ser alterada. Y si se perturban las condiciones del medioambiente químico celular que circunda el núcleo, es decir, el citoplasma y al núcleo mismo, tal como vamos a ver, esto afectará también a la delicada, o a la presteza transcripción del código genético, y la secuencia en que han de estar las bases tanto en el ADN como para la síntesis de una proteína. Como en los casos específicos del tautomerismo en la guanina, y en el asunto importante de la metilación de la base citosina, la cual es afectada por una variación de la acidez dentro de las células. Generalmente por valores más altos del rango de acidez. Y esto hace proclive para que la base citosina, pierda su grupo amino, cuando en el medio ácido el grupo amino se convierta en un ion amonio; y eso, también puede hacer desaparecer a citosina del núcleo de una célula, cuyo lugar será ocupado necesariamente por la base uracilo en el ADN para hacer el acople con guanina. Pero aunque se trate de una sola célula modificada, ese proceso afectará a todas las demás células circundantes o vecinas, porque esta célula modificada, crecerá con un ritmo distinto al de las demás.

Indudablemente, que la gran cantidad de carne que se incorpora a la dieta, está asociada con el riesgo de desarrollar todas estas enfermedades orgánicas, las cuales incluyen el alzhéimer y otras afecciones provocadas, tales como el cáncer y la diabetes. Y esto es un buen indicador, ya que por ejemplo, en otras culturas, cuya dieta es a base de pescado, ese índice es menor, pero cuando se compara con las dietas tradicionales de países con bajo consumo de carne de mamíferos como India, Japón y Nigeria, el riesgo de padecer esta clase de enfermedades como el alzhéimer, es casi el 50 % menos probable.

9

EL RITMO REPRODUCTIVO DE LAS CÉLULAS

Para tener una idea de la fuerza energética de unión, entre un átomo de hidrógeno y un átomo de oxígeno en los llamados puentes de hidrógeno, los químicos teóricos han evaluado, que si el grupo de bases mencionado, es decir, el código de los ARN tanto mensajeros como de transferencia para la síntesis de las proteínas, en vez de un triplete (grupos de tres bases) hubiese sido un doblete (un molde de dos bases) o un cuadruplete, (un código de cuatro bases) la vida tal como la conocemos no hubiera sido posible. Porque si fuesen únicamente dos bases unidas por puentes de hidrógeno en el ARN para producir una proteína, la fuerza de enlace sería tan débil, que el acople no perduraría el tiempo necesario para que se realice la síntesis de dicha proteína. Y esto, hubiera acelerado la rapidez de inserción de los aminoácidos en la cadena proteica durante la síntesis por parte de los ribosomas. Y en este caso, la velocidad con que se fabricarían las proteínas sería muy acelerada. Pero si en vez de tres, se unieran cuatro bases en forma de cuadruplete, la unión sería tan fuerte que se hubiesen necesitado varios meses, para poder sintetizar la misma proteína.

De tal forma que como triplete, la rapidez de inserción de los acoples para construir una proteína, tiene un ritmo de inserción establecido, de dos aminoácidos por segundo. Así que no vamos a poder alterar ese compás autónomo ya creado por una condición química en nuestras células. O porque en definitiva, fue una consecuencia de naturaleza energética, lo que estableció ese ritmo particular de síntesis, mediante un molde de acople de solamente tres bases. Mientras que el ser humano, lo que trata es de contravenir esa regularidad, que ya fue determinada por la naturaleza.

Y de manera comparativa, o como hemos hecho para imaginarnos cómo se producen las proteínas en el ARN, si en el ADN ocurriera una forma de acople distinto entre las bases, desde luego que esto puede provocar dos cosas: o bien acelerar, o retardar la síntesis del ADN en el núcleo, lo cual traería un desacuerdo importante en cuanto al ritmo o regularidad de síntesis del ADN. Ya que el ADN se pudiera replicar más rápido de lo normal, o se lograría alterar dicha réplica hacia un proceso más lento. Así que más células pueden nacer antes de tiempo, o algunas no se replican cuando deberían hacerlo, debido a la alteración provocada. Pero en este caso, nos vamos a referir a la mayor prontitud de esa réplica del ADN, porque en este libro, nos estamos refiriendo a que esta alteración es hacia una rapidez de réplica más alta, cuya consecuencia es el cáncer.

Pero lo cierto, es que no sabemos, cómo o de qué manera identificar, catalogar o clasificar para luego seleccionar los alimentos, con el fin de ingerirlos. Porque aprendimos a que ese proceso de alimentación, se basa más bien en una dieta caracterizada para satisfacer un deleite, pero sin interesarse mucho en qué es lo que realmente hace falta para que se repliquen nuestras células normalmente. O para que no se altere ese ritmo de réplica, introduciendo de esta forma, los errores que dificultan el accionar del espíritu con la materia que le ha tocado abordar como cuerpo. Pero realmente, que somos la energía que conduce al cuerpo, y no un cuerpo que dirige una energía.

NUCLEÓTIDOS Y NUCLEÓSIDOS

En cuanto al ADN, la combinación de un azúcar con una de las bases que acabamos de describir: guanina, adenina, citosina, timina y uracilo, forman un nucleósido. Por ejemplo: el azúcar desoxirribosa unida a la adenina forma adenosina. Mientras que la esterificación de la misma azúcar con una de dichas bases, más ácido fosfórico, se convierten en un nucleótido. Dos de los nucleótidos más importantes en la célula son: el difosfato de adenosina (ADP) y el trifosfato de adenosina (ATP). Los cuales, aunque no desempeñan un papel primordial de orden genético, los mismos son necesarios para la generación de la energía que se produce, gracias al metabolismo de la glucosa con el oxígeno en las mitocondrias de las células.

La cadena de ADN, se diferencia de las del ARN, en cuanto a que la fila de ADN está formada por dos hileras de nucleótidos. Parecido a los lados de una escalera colgante, cuyos peldaños están enlazados por energías llamadas puentes de hidrógeno. Y estas son las energías de acoples que unen las bases púricas o purinas guanina y adenina, con las bases pirimidínicas timina, citosina y uracilo. Mientras que la fila de los diferentes ARN, están formados por una sola hilera de nucleótidos o en forma lineal, parecido a la hilera de los «dientes» de un peine. Y con esta forma abierta en los ARN mensajeros, es lo que permite, que los aminoácidos del ARN de transferencia, se vayan insertando uno a uno para formar la cadena proteica. Y por una razón puramente energética, las bases en el ADN mensajero, son guanina, adenina, citosina y uracilo. Porque timina participa únicamente en la conformación del ADN, pero no está en el ARN. Al igual que el uracilo, el cual no participa en la configuración del ADN, sino solamente en el ARN mensajero. Pero este factor es trascendental para la existencia de la célula. Porque si uracilo participara en la conformación del ADN, la réplica del ADN sería muy rápida, y el cuerpo envejecería muy pronto. Y si uracilo no participara en el ARN mensajero, entonces la velocidad de síntesis de las proteínas sería muy lenta. Por lo cual es mejor no tratar de alterar esta condición mediante la alimentación. Porque se aceleraría la réplica de las células, tal como se observa en el caso de las células del cáncer.

En algunas ocasiones, como en el ARN mensajero, estas hileras se sierran en segmentos, como dijimos en las CRISPR/Cas9, mediante puentes de hidrógeno formando tramos cortos y espaciados, pero enrollados de forma semejantes al ADN. Aunque integrando pares de base guanina-citosina y adenina-uracilo. El ARN lo sintetiza el ADN, donde se copian una de las filas de nucleótidos del ADN, quedando libres los diferentes tipos de ARN. Y para este proceso de réplica, intervienen enzimas que catalizan dicha reacción, pero la actividad de dichas enzimas, está influida igualmente por el grado de acidez o pH del núcleo, en el momento en que se esté realizando la réplica del ARN mensajero. Y la síntesis o fabricación de proteínas, dependerá del ARN mensajero, y de los grupos hidroxilos que están sobre el azúcar ribosa, que de forma alostérica, es la que une a los filamentos de nucleótidos a la doble hélice del ADN.

Ahora bien: ¿Cómo es que logran las células producir una réplica tan exacta de su propio ADN? Pues digamos, que todavía no existe una teoría que explique satisfactoriamente, cómo fue que se inició una reacción química, en la cual dichas moléculas fueran capaces de reproducirse a sí mismas, tal como es en realidad el caso del ADN, lo cual marcó ciertamente el origen de todos los sistemas vivos. Pero entre las varias hipótesis, está el llamado «Mundo del ARN», con lo cual se asume la propuesta, de que el ARN fue la primera molécula que se prestó para dar la forma física a las células. Y a partir de estas, se generaron todas las especies vivas que existen en la Tierra, en el momento en que el ARN se autoformó en sí mismo un revestimiento en forma de cápsula, dentro de la cual se quedaron atrapados los distintos nucleótidos. Luego estos nucleótidos interactuando mediante otras series de reacciones, reajustes y funciones químicas, conformaron así los primeros núcleos, con esa sorprendente pericia de auto-reproducirse de manera individual e independiente.

Y como estos ARN logran promover una réplica de sí mismos, eso fue lo que dio origen a la morfología de los diferentes seres vivientes más complejos que hoy existen, mediante ese código genético, o la secuencia en que están colocadas las bases en el ADN. Pero lo más extraordinario, es que esta actividad de replicación celular no podrá ser detenida, siempre que estén disponibles estas complejas moléculas, estimuladas por la fuerza constante de los diferentes reacomodos entre los átomos que configuran los distintos ADN. Los cuales ya han adquirido una autonomía y estabilidad química tan precisa y confiable, que pueden incluso, resistir los cambios moderados de acidez, manteniendo esa importante función primordial. Es decir, la de ser los generadores de las reacciones químicas que permiten mantener por sí mismos la funcionalidad de toda forma de vida.

Se dice que incluso, pueden resistir a los cambios ocasionados por aquellos finalizadores de síntesis que tienen quiralidad opuesta. Y es precisamente el concepto de la quiralidad, lo que trata de explicar el origen de las moléculas que marcaron el inicio, para que se manifestara la vida, y que tiene una relación con lo que vamos a ver en cuanto a la replicación de las células. Porque la teoría de la homoquiralidad, se basa en la observación en la cual desde el comienzo, aquellas moléculas que dieron origen a la vida, todos los monómeros que forman los diferentes ARN y de estos se formaron los ADN, se presentan con esa conformación necesaria para la síntesis de proteínas, aquellos aminoácidos que tengan una configuración espacial igual; es decir la de una sola de las manos. Por ejemplo, todos los aminoácidos que intervienen en la conformación de proteínas son zurdos, mientras que los azúcares que forman los nucleósidos son de mano derecha. Pero en la Naturaleza, a veces existen mezclas homogéneas en proporción de zurdos y derechos en un 50 % aproximadamente. Es lo que se conoce como mezcla racémica. Nombre que viene de la palabra racimo, ya que fue Louis Pasteur quien descubrió la quiralidad en el ácido tartárico en el vino de las uvas.

De tal forma, que la homoquiralidad es un factor básico para la configuración molecular de una ribozima, la cual es una molécula de ARN, capaz de llevar a cabo una reacción auto catalítica, y por tanto no codificante. Mientras que en las proteínas, la formación de moléculas con manos distintas o quirales, es impedida en caso que los aminoácidos que quieran intervenir en vez de zurdos sean derechos, o que los azúcares en lugar de derechos sean zurdos. Así que la quiralidad (zurdos o derechos) es una condición necesaria para que no ocurran errores en la transcripción de las nuevas moléculas que se vayan a formar. Es por esta razón, que en el libro «La Química del Infarto» afirmamos que en el caso del Colesterol, nos sobran dudas para creer que las células produzcan un revoltijo de colesteroles: colesterol bueno y colesterol malo; es decir, una mezcolanza de colesteroles zurdos y derechos a la vez.

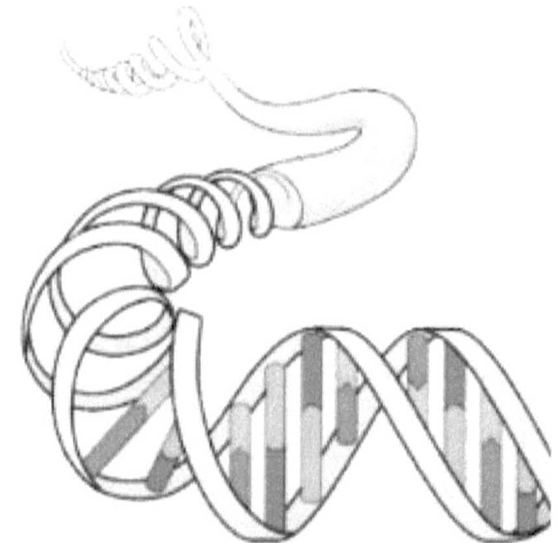

RÉPLICA DEL ADN EJECUTADA POR LOS CROMOSOMAS
Figura 2

Y en cuanto a cómo es que se produce la réplica del ADN, si comprendimos como es que lleva codificada la información el ARN en forma de triplete para que se sinteticen las proteínas, podemos entender ahora, cómo es que hacen las células para generar como un «sello de impresión» una réplica tan precisa de su propio ADN. En el sentido físico, una réplica es algo parecido a hacer una imagen inversa sobre una superficie, o como el sello que se usa para marcar un documento, cuya imagen en el sello la vemos invertida. O mediante un material que sirva de receptor, lo cual es utilizado comúnmente como una técnica para obtener copias plásticas de especímenes arqueológicos. O el otro ejemplo, es lo que hacen los odontólogos para obtener una réplica de la dentadura. Pero en bioquímica, el término réplica se refiere a la reproducción exacta de otra molécula de ADN, por lo cual son llamadas moléculas hermanas. En los cromosomas, una de las cadenas sirve como patrón, para que luego la enzima ADN-polimerasa la copie y proceda a realizar la síntesis, porque esta enzima ya sabe cómo, y en qué orden van colocadas las bases. Es como si usted toma un collar que tenga los eslabones distintos y usted lo desbarata. En este caso, para formar y armar de nuevo el collar con una configuración exactamente igual, le tomaría a usted toda la vida. A menos que usted anote y recuerde el orden en que están los eslabones, porque ya sabe cómo van insertados y en qué orden. En ingeniería eso se conoce como «ingeniería en reversa» lo cual es un método utilizado para copiarse o clonar una máquina.

Pero en el caso del ADN y ARN, el asunto es un tanto más complejo por la cantidad de sustancias involucradas, pero a la vez que esto es necesario, debido a lo delicado del resultado, o a lo que se pueda llegar si la copia no es igual. O si sucediera tan sólo un error de transducción, o la pérdida de la memoria codificante. Como pudiera ser el caso, si se editara a su propio capricho el ADN, lo cual haría cambiar el arquetipo, o que pudiera dar un origen incontrolable de otras enfermedades extrañas en forma concatenada. Y las enfermedades, no son otra cosa sino modificaciones provocadas en el ADN.

La secuencia en los grupos de bases, viene dado por el número de puentes de hidrógeno que se forman entre dichas bases. Es decir: guanina≡citosina (unidas por tres enlaces de hidrógeno), y, adenina=timina (por dos enlaces de hidrógeno) tal como se aprecia en la Figura 2. Y el mecanismo es el siguiente: durante la réplica, la hélice de doble fila del ADN, se abre como una cremallera que se usan en la ropa; y cada fila sencilla que se ha formado, funciona como una plantilla sobre la cual se verifica la síntesis de la otra hilera, la cual se va copiando como si fuera un escaneo. En realidad es un clonado. De tal forma que una de las filas sirve como patrón de la otra fila, y se logrará clonar o reproducir de esta forma inequívoca bajo el mismo código o secuencia de las bases. Y de este modo, se formarán dos moléculas de ADN de doble fila que son idénticas; es decir, hermanas. Y en cada una de estas, una de las filas proviene de la hilera del ADN original, mientras que la otra, es la nueva que se ha clonado o que se va sintetizando. Y por ese orden, que lo determina la naturaleza química de cada una de las bases, los nuevos enlaces de hidrógeno que se formen, producirán un duplicado exacto del ADN de doble fila original. Por lo que será muy difícil introducir un error en el acople. Y de esta manera, es que se ha transferido sin errores, la información genética de generación en generación durante la estupenda historia de la vida. Por lo cual se estima, que esos ADN originales, son las moléculas más antiguas que han participado en el sostenimiento solemne del formato biológico, y que le da el carácter o la fisonomía a cada ser vivo.

Luego, los resultados intermedios de estas categorías no pudieron sobrevivir, porque tenían necesariamente que diferenciarse. Y de esta forma no tenemos por ejemplo un gato-perro, sino un perro y un gato por separado. Aunque si los buscamos, encontraremos especies que parecieran ser la contigüidad de una cerca de la otra. O surgen los cruces genéticos que no se pueden procrear, como el caso de la yegua, que al aparearse con un burro, da un mulo, o la del caballo con una asna que da un burdégano. Las abejas cumplen esa función de cruce genético en la Naturaleza, porque llevan el polen desde una especie a la otra.

Sin embargo, las alteraciones químicas de la energía de los acoples entre estas bases, pueden cambiar la correlación de los enlaces de hidrógeno, y generar las mutaciones genéticas. Y que de hecho pueden afectar al ADN codificante; y por extensión, a los ARN mensajeros y de transferencia que llevan la información de cómo se han de fabricar las proteínas. Y si el cambio de un nucleótido en el ARN mensajero, por ejemplo, indujera al cambio de posición o del orden de un aminoácido en la cadena proteica, la mutación se denominará «no sinónima». Y en caso contrario, será «sinónima o silenciosa». Las mutaciones no sinónimas, se clasifican en mutaciones de «cambio con sentido» si estas provocan el cambio de un aminoácido por otro. Como en el caso que por un error, se logre cambiar el ácido glutámico por el aminoácido valina en la cadena proteica de la globina de los glóbulos rojos, cuyo resultado es la anemia de células falciformes. Ya que debido a ese cambio, los glóbulos rojos adquieren la forma de una media luna, pero no como la de un kipá o sombrerito que usan los judíos y obispos en la cabeza. Y por este error, las personas que padecen de esta configuración anormal en sus glóbulos rojos, no pueden aprovechar eficientemente el oxígeno que le llega a sus pulmones. O tienen que evitar las grandes alturas, donde el oxígeno en el aire es escaso. El error que produce la anemia de células falciformes, pasa a ser una enfermedad de origen genético; por lo cual puede ser heredado por las células de los descendientes. También existen aquellos individuos heterocigóticos o que fabrican la mitad de la globina con ácido glutámico y la otra mitad con valina. De tal manera, que solamente una centésima parte de sus glóbulos rojos son células falciformes. Y si se cuidan de un exceso de esfuerzo muscular, estas personas pueden llevar una vida normal; y sólo tienen que aprender a cómo respirar rítmicamente para mantener abastecidos con oxígeno sus glóbulos rojos.

Las mutaciones son de «cambio sin sentido», cuando inducen al cambio de un código codificante de iniciación o el de un código de finalización. Pongamos por caso, que el triplete de iniciación adenina-uracilo-guanina para el ARN mensajero y uracilo-adenina-citosina que para el ARN de transferencia, le corresponde el aminoácido metionina fuera alterado, entonces el ribosoma no encontrará la forma o la manera, de cómo dar inicio para la construcción de una proteína. O si el código de finalización de la síntesis uracilo-adenina-adenina en el ARN mensajero también se modifica, el ribosoma no hallará cómo dar por terminada la síntesis de la proteína. Y esta proteína pudiera resultar, por ejemplo más corta o más alargada.

El código uracilo-adenina-adenina le indica al ribosoma, que allí no va nada, y este código es necesario para que la síntesis se dé por terminada. Por lo cual, se le conoce también como código de finalización. Además de «ganancia con sentido», si ocurre a la inversa. Pero la alteración también puede inducir a que el ADN no codificante, afecte las secuencias reguladoras y promotoras implicadas en los empalmes o apareamientos químicos, entre las cinco bases que están dentro del núcleo. Y la modificación de estas últimas, conseguirá introducir por ejemplo, a un procesamiento equivocado del ARN mensajero proveniente del ADN codificante, y con esto, las diversas consecuencias en la configuración de las proteínas que lleven una secuencia de aminoácidos específica, y que a su vez trae implícito el triplete del ARN mensajero o codificador.

Y se ha demostrado con el método llamado modelo de solución continua de Poisson-Boltzmann, que incluso en un rango de pH entre 7 y 8, existe la posibilidad de un tautomerismo en la base guanina, y esto induciría a la formación del cáncer.

Las mutaciones genéticas se llamarán sustituciones, cuando suceda el intercambio de un nucleótido por otro. Y las sustituciones se denominan transiciones, en el caso de que ocurra un cambio entre bases del mismo tipo en el ADN y los ARN, es decir, purina por purina, o, pirimidina por pirimidina. O pueden ser transversales, si estos cambios se dan por un canje entre bases con propiedades químicas distintas; o sea, si es de purina por pirimidina o pirimidina por purina. O pueden ser borrables o de inserciones, cuando suceda respectivamente la eliminación o la adición de una determinada secuencia de nucleótidos, durante una réplica de longitud variable. Pueden afectar incluso a varios genes, hasta el punto de que logran influir en los cromosomas.

Las inserciones o eliminaciones de unos pocos pares de bases en una secuencia codificante, puede provocar un corrimiento de la porción que corresponde al tramo, donde el cromosoma debe hacer la lectura para dar comienzo a la réplica del ADN.

De tal forma, que el orden en la secuencia que tiene que llevar la posición de los nucleótidos, afectará igualmente a ese ADN, pero logrará inducir potencialmente para que la lectura o interpretación se haga de manera errónea también en el ARN. Lo cual influirá, para que igualmente en la síntesis de las proteínas se introduzcan errores respecto al orden y la secuencia de los aminoácidos por parte de los ribosomas. Y es lógico pensar, que todo esto sería catastrófico para la configuración normal de un ser viviente. Pero muchos lo lograrán por equivocación o por falta de conocimiento de cómo funcionan sus células.

10

HEMÓLISIS

Los radicales libres tipo oxígeno son fuertemente oxidantes; y estos se derivan como resultado de la hemólisis; es decir, de la descomposición de los glóbulos rojos que mueren. Y se justifica la necesidad de disponer de estos antioxidantes en el cuerpo, para poder controlar o neutralizar la propagación de estos radicales libres. Pero todo esto nos indica, que en caso de ocurrir un cambio en la composición química de las células, y que conlleve a la inactivación de estos reductores, entonces no se podrá desechar el material de los glóbulos rojos que cesaron en sus funciones. Pero también, que un segundo propósito de los antioxidantes en el cuerpo, es evitar que mueran prematuramente los glóbulos rojos sanos, o que aún están cumpliendo su función de transportar oxígeno y bióxido de carbono.

Porque aún en condiciones normales de acidez, los glóbulos rojos tienen un tiempo de vida muy breve, y estos solamente viven como máximo 30 días o incluso pocas semanas, dependiendo del estilo de vida que llevemos. De tal forma, que se hace necesario reemplazar los glóbulos rojos continuamente. De allí, que debido a la constante demanda, y porque no tienen núcleo ni mitocondrias, los glóbulos rojos son una de las pocas células que no se pueden reproducir por sí mismas. De tal manera, que los nuevos glóbulos rojos han de formarse en la médula ósea mediante la hematopoyesis. Esto nos explica, por qué en una persona con disfunción renal y osteoporosis, se presenta un nivel bajo de hemoglobina; ya que se hace más difícil la formación de sangre en una médula ósea afectada por la osteoporosis, comparado con la médula ósea de una persona sana.

Y para entender más claramente cómo se originan estos radicales peróxidos, tendremos que regresar por un momento a la parte externa de la célula, para poder observar más de cerca el mecanismo de la hemólisis, pero utilizando en este caso el urato de sodio como el representante de los antioxidantes. Es decir, de las sustancias que controlan los radicales libres en el fluido extracelular.

Y es de esta manera, que el efecto protector del urato de sodio en la sangre, es decir, en la parte externa de las células se hace importante, debido a que varias proteínas y hormonas del cuerpo, contienen estos grupos hemo, entre las cuales se incluyen por ejemplo, la hemoglobina, la mioglobina y la enzima catalasa. Por lo tanto, al descomponerse los glóbulos rojos, quedarán libres estos grupos hemo, pero también aquellos compuestos que contienen oxígeno reactivo. Tal es el caso del peróxido de hidrógeno y otros peróxidos orgánicos, que resultan de la oxidación del doble enlace de los lípidos, generando los radicales libres llamados lípidos hidroperóxidos. Los cuales son tan reactivos que pueden dañar incluso, la membrana o capa externa de las células.

La forma de acción, es que estos radicales peróxidos, promueven la oxidación del urato de sodio hasta ácido úrico. Por lo cual, es el urato de sodio, que actúa formando una barrera antioxidante para absorber estos radicales. Y por tanto, detener el daño posterior que estos radicales peróxidos pudiesen ocasionar cuando logren ingresar hacia las células. Por supuesto, que un incremento de esta actividad oxidativa, provocará paralelamente, un aumento de la producción de agua, como resultado de la hemólisis. Y en consecuencia, una mayor cantidad de orina se verterá hacia la vejiga, lo cual explica la mayor frecuencia de ir al urinario de los diabéticos.

Es por eso, que se ha demostrado, que existe una disminución del nivel de glutatiónSH en el plasma sanguíneo de los diabéticos con respecto a los individuos sanos. Es de suponer además, que si se presenta una deficiencia de hierro y molibdeno en aquellas personas con osteoporosis y deficiencia renal, no se producirán eficientemente los glóbulos rojos en la médula ósea. O como en el caso de la pérdida de sangre por medio de la menstruación en las mujeres, etc., esto provocará el problema de un nivel bajo de hemoglobina, pero a su vez, la enzima xantina oxidasa puede perder su función. Así que el papel antioxidante de la enzima xantina oxidasa, lo asumirá la enzima ascorbasa, en el momento en que los átomos de hierro que se pierden, sean reemplazados por los átomos de cobre. Y de esta manera, los átomos de cobre estarán con exceso, cuando los átomos de hierro se pierdan con la sangre. Porque luego y de manera normal, la enzima ascorbasa, era la encargada de convertir el ácido ascórbico oxidado de nuevo a vitamina C reducida o activa.

El cobre y el zinc son necesarios para la actividad de la enzima ascorbasa, y al parecer, el cobre solamente es el que actúa como cofactor para esa actividad. Por lo cual, una relación alta de cobre respecto al zinc, y luego de hierro, es motivo para la hiperuricemia y una deficiencia de vitamina C. Y la carencia de vitamina C, ayuda a un incremento del daño oxidativo, y esto puede alterar la relación cobre/hierro.

Y si se desactiva la enzima ascorbasa por una concentración alta de cobre, esto afectará la capacidad antioxidante de las demás enzimas. Por lo cual, se ha demostrado por ejemplo, que un nivel bajo de glutatión peroxidasa medido en el plasma sanguíneo, tiene relación con la pérdida de melanina, como en el caso del vitíligo y la enfermedad de Wilson, las cuales aparecen como consecuencia de una alta concentración de cobre en la sangre. Y esto desde luego, que pudiera tener igualmente una relación con el cáncer de piel, lo cual comienza con la destrucción de los melanocitos. Por supuesto, que esto es una consecuencia del incremento de la acidosis, porque el ácido úrico se genera en el plasma sanguíneo a partir del urato de sodio, en el instante en que la sangre se vuelva poco a poco más ácida.

Este ácido úrico que se forma a partir del urato de sodio cuando la sangre se ponga ácida, logrará que aumente la concentración de ácido carbónico en la parte externa de la célula. Y paralelamente a esto, se producirá ácido láctico a partir del lactato dentro de la cavidad celular de las células musculares, como resultado de la glucólisis de la glucosa en las mitocondrias, por la carencia de oxígeno. Porque si la sangre está ácida, de este modo la hemoglobina no podrá transportar el oxígeno. De igual manera, que cuando se produce un incremento de la acidez dentro de la célula, la mioglobina se quedará unida permanentemente con el oxígeno. De tal manera que la mioglobina no se unirá con el bióxido de carbono para sacarlo del interior de la células. Y cuando la mioglobina no suelte el oxígeno dentro de la células, las mitocondrias en esas células, no producirán la energía por la vía normal de la oxidación de la glucosa con oxígeno. Y la producción de la energía se irá por la vía de la glucólisis, lo cual a su vez generará ácido láctico, y se comenzará a provocar un desbalance en el interior de las células. También esta alta acidez, afectará el estado de oxidación del átomo de hierro en el grupo hemo, tanto en la hemoglobina como en la mioglobina. Y para que la vía de la respiración celular ocurra normalmente, es necesario que el hierro de la hemoglobina y la mioglobina, pasen desde el estado reducido al estado oxidado y viceversa. Y lógicamente, que al destruirse estas enzimas, quedarán libres los cofactores, es decir, los átomos de cobre y zinc.

El cobre no es compatible con el zinc bajo ciertas condiciones, debido a que el zinc puede reducir el cobre formado, y se generará lo que se conoce como una pila galvánica. De tal forma, que también el hierro que quedó de la hemólisis como hierro II, será oxidado por el peróxido de hidrógeno a hierro III, convirtiendo la hemoglobina en metahemoglobina, lo cual es lo que trae el problema durante la respiración celular; y al mismo tiempo, quedarán libres los radicales oxidrilo (OH^-).

Pero si las condiciones de acidez fueran normales, estos radicales libres oxidrilos podrán ser neutralizados por el urato de sodio. Sin embargo, luego de que el ascorbato reduce el hierro III de nuevo a hierro II, dejará libre el ion dehidroascorbato. En un proceso que por sus características, se llama ciclo redox u oxi-reducción cíclica, que puede generar un reciclaje de radicales oxidantes de la clase oxígeno.

Pero una vez que nos volvemos a ubicar en la parte interna de la célula, la otra sustancia que se vería afectada por el proceso de oxidación, sería el Nicotinamida Adenina Dinucléotido que escribimos como NAD. Y esta es la coenzima que utilizan todas las células animales y vegetales para el proceso de la respiración. Ya que dichos fermentos se comportan de manera conjugada, tal como se mencionó. Es decir que el NAD y el NAD$^+$ cumplen la función como agente reductor, pero a la vez como compuestos oxidantes, con la ayuda de las demás enzimas involucradas en el proceso respiratorio. Y para que la proteína tenga una actividad catalítica, se necesitan esas coenzimas, que son derivadas generalmente de las vitaminas; y como cofactores, son necesarios los iones metálicos, y en este caso, zinc, hierro y cobre. De hecho la vitamina que promueve los NAD en el cuerpo es la niacina.

El NAD reducido, suele estar presente con una concentración más elevada que su forma oxidada NAD$^+$, y esto es lo que favorece la <u>transferencia de un ion hidruro</u> desde la forma del NAD reducido hacia un sustrato. Pero dentro de las células, estos sustratos son exclusivos, o muy específicos para que se pueda realizar de forma normal el proceso de la respiración celular.

Pero téngalo como un hecho, que si el medio celular está ácido dentro de la célula, ese <u>ion hidruro</u> será consumido de inmediato por los iones ácidos que allí se producen. Como por ejemplo, los iones ácidos provenientes del ácido láctico y ácido oxálico, cuando el oxígeno no le llegue de manera suficiente a las células. Principalmente a la células musculares, y estas células musculares están con mayor número en el cuerpo, y las mitocondrias de estas células se verán obligadas de recurrir al proceso de la glucólisis de la glucosa, para poder general la energía en forma de calor. Y si no hay energía en forma de calor, se paralizarán las demás funciones enzimáticas; y las células simplemente dejarán de funcionar. Y efectivamente, que las células morirán por la falta de la energía calórica que solamente se la puede aportar las mitocondrias.

Cabe señalar, que la mayoría de las coenzimas, a su vez se formaron a partir de aquellas sustancias que poseen una función vitamínica como se dijo. Y es así realmente, porque el anillo tipo piridina del NAD, proviene de la vitamina niacina. Y la falta de esta vitamina, es lo que causa una afección en la piel, llamada pelagra o piel rugosa. Esta afección se da por una insuficiencia de niacina en la dieta, pero también con frecuencia entre las personas alcohólicas. Pero indudablemente, que será el cambio de pH hacia valores más bajos o acidez más alta, lo que dañará el sistema enzimático en la parte interna de las células, lo cual pudo haberse iniciado por la alta acidez de la sangre, al momento de ingresar ácido estomacal sin neutralizar hacia el intestino delgado, o porque no se formaron suficientemente las sales biliares en el páncreas, para neutralizar la comida de origen animal ingerida. Porque si ingresa ácido clorhídrico, el cual es el ácido del fluido estomacal, en caso que no se logre neutralizar completamente el quimo a la altura del duodeno, por el exceso de la comida ingerida, el fluido biliar se hizo escaso. Y desde luego que bajo esas condiciones de alta acidez, la hemoglobina no soltará el ácido carbónico para poder unirse con el oxígeno. Y esto a su vez, hace que el antioxidante urato de sodio en la parte externa de las células, se convierta en ácido úrico, y así sucesivamente, desarticulando todo el sistema respiratorio de las células. Y como el exceso de ácido carbónico convertirá parte del urato de sodio en ácido úrico, desde luego que la mioglobina tampoco podrá llevar oxígeno hacia las células, para que las mitocondrias produzcan la energía calórica a partir de la oxidación de la glucosa con oxígeno, y se libere en esa conversión, bióxido de carbono en vez de ácido láctico.

Esta generación de ácido láctico dentro de las células, a la vez incrementa el proceso de la hemólisis, incluso en aquellos glóbulos rojos sanos que se quedaron atascados en la túnica íntima de los capilares sanguíneos más delgados, o que están en contacto con las células, para llevar los nutrientes desde la sangre. Lo cual se dificulta, si se llegara a volver rugosa la túnica íntima en lugar de ser liza o resbaladiza la pared interna de esos capilares sanguíneos que están en contacto con las células. Este ácido láctico segregado, tanto en las mitocondrias de las células musculares, como en los glóbulos rojos, inhibe además, la enzima ascorbato oxidasa, y así se dio inicio a ese gran desbalance, que nos conducirá seguramente a la modificación del ADN en el núcleo de la célula.

De todas maneras, que el sistema respiratorio de las células pareciera complejo, pero es de entender que el proceso bioquímico dentro de una célula, también es algo que se cumple por su funcionalidad química. Por lo cual, no deberíamos interferir o alterar ese funcionamiento tan preciso y seguro de nuestras células, porque no es culpa de las células que su dueño consuma carne, ya que de no hacerlo, por supuesto que la bioquímica dentro de una célula funcionaría sin contratiempos, porque el mismo es un proceso que se ha hecho autónomo desde hace millones de años. O desde que aparecieron los primeros organismos que necesitaron oxígeno y glucosa para producir energía. Pero el desconocimiento y la extravagancia de hoy, nos está afectando en todos los sentidos.

11

TAUTOMERISMO

Las condiciones químicas en el núcleo, es lo que va a determinar las características de las nuevas células que se formen. De tal manera, que necesitamos una invariabilidad de las condiciones, con el fin de no afectar la configuración de las nuevas células que se formen. Ya que las células descendientes, tienen que ser exactamente igual a sus antecesoras. Es decir, que no pueden haber errores de transcripción. Pero podemos decir, que motivado a la acidosis, es posible introducir un error en la síntesis del ADN, mediante un efecto conocido como tautomerismo. En este libro, trataremos de hacer un análisis, obviando los detalles que se muestran mediante los diagramas químicos. Sin embargo, si usted quiere conocer más los fundamentos, trate de leer el libro «La Química del Cáncer».

Y podemos decir, que el tautomerismo es causado por el nivel alto de acidez en el núcleo celular, donde una base con la forma de una cetona se transforma por ese efecto de acidez más alta, en un alcohol. A lo que también se le llama la forma enólica de la forma cetónica. Y este es un hecho comprobable; ya que por ejemplo, el ácido úrico a un grado de acidez normal, su forma predominante es la cetónica; pero si la acidez es alta, la forma cetónica cambia y se convierte a la forma alcohólica. Y es bajo la forma enólica, como se consiguen los cristales de ácido úrico en las articulaciones de las personas con artritis, la cual es causada por la alta acidez en la sangre.

Y para ser más específicos, este ácido está en las articulaciones de las personas artríticas como ácido 3-metilúrico, y también, es la forma enólica como se encuentra el ácido úrico de los cálculos en la vejiga urinaria.

Significa, que ambas formas cetónicas y enólicas pueden co-existir de manera independiente. O indistintamente en equilibrio como dos compuestos distintos, dependiendo del grado de acidez donde estén inmersas estas sustancias, que son propensas para un tautomerismo. Ya que no todas las cetonas, tienen esa propensión de cambiar desde la forma cetónica a la forma enólica o viceversa.

Para poder diferenciar de qué forma una cetona se convierte en alcohólica, a estas sustancias se les llama tautómeros. Y donde se producen estas Inter conversiones, al fenómeno se le llama tautomería. El término tautómeros, se origina de la palabra inglesa *taut*, que significa tensado. Cuando están en equilibrio, los tautómeros se forman y son intercambiables el uno por el otro, aún en condiciones ordinarias. Esta es la razón por la cual se hace difícil poder aislarlos, para caracterizarlos o identificarlos en el laboratorio, y demostrar su existencia como dos sustancias distintas o independientes. O si se quiere, para poder comprobar experimentalmente el fenómeno del tautomerismo, el cual es un hecho evidente desde el punto de vista teórico, o solamente cuando se analiza la configuración electrónica de estas moléculas.

No es posible por ejemplo, poder medir el grado de desplazamiento del equilibrio tautomérico en un ADN *in vivo*. Por lo cual, el análisis se tiene que realizar, simulando las pruebas mediante una técnica *in vitro*. Generalmente para esto, se utiliza una técnica llamada «Teoría Funcional de Densidad Combinada» que también se conoce como modelo de solución continua de Poisson-Boltzmann. Este es un método teórico cuántico, pero que nos llevará solamente a la comprobación de la teoría, mediante una simulación experimental del proceso. O para aproximarse a la prueba de lo que podemos deducir teóricamente.

Porque este fenómeno del tautomerismo, lo podemos deducir por ejemplo, cuando observamos las características electrónicas de las cinco bases, que están dentro del núcleo de las células. De las cuales, solamente cuatro de estas bases, son las que están participando en la conformación estructural del ADN.

Y estas bases que conforman el ADN, son como hemos visto: adenina, guanina, timina y citosina. Mientras que en los ARN aparece la quinta base de este grupo; es decir, uracilo. Pero bajo las estrictas condiciones o normales dentro del núcleo de las células, timina se consigue participando únicamente en el ADN pero no está en el ARN. Mientras que el uracilo está presente exclusivamente en los distintos ARN. Es decir, tanto en los diferentes ARN mensajeros como los ARN de transferencia. Y dado que en el ADN normal, participa únicamente timina pero no uracilo, o que el uracilo esté solamente en los ARN pero no en el ADN, quiere decir que bajo las condiciones de funcionalidad de las células, las bases deben formar enlaces de hidrógeno de una manera específica, en aquellos tramos donde se cierran las filas de los diferentes ARN. Es decir, en los ARN mensajeros y los ARN de trasferencia, los cuales se derivan del ADN.

Pero haciendo una análisis de la configuración electrónica de estas cinco bases que constituyen el ADN y el ARN, únicamente nos encontramos con guanina, como la única base que tiene la configuración espacial cetónica factible, para que pueda coexistir en equilibrio con su forma enólica o alcohólica, en un medio celular más ácido provocado por la acidosis. Y el tautomerismo le sucederá con mayor probabilidad a guanina, tal como se demuestra mediante el experimento simulado de Poisson-Boltzmann.

Al igual que con el oxígeno, el hidrógeno también puede formar puentes de hidrógeno con el nitrógeno. De tal manera que las bases en el ADN, quedan acopladas por conexiones llamadas puentes de hidrógeno entre los átomos de oxígeno y los átomos de nitrógeno. Los enlaces de hidrógeno son uniones que incluso resultan más fuertes que la fuerza de unión de los alcoholes. Y es evidente, que la fuerza motriz que obliga para que sucedan las reacciones químicas, es que se produzca la formación de aquella configuración electrónica más estable, o que sea más favorable energéticamente para el producto resultante, con respecto a las energías de los reaccionantes de forma individual.

Pero observemos algunos ejemplos, para poder captar la importancia del fenómeno de los puentes de hidrógeno: el agua es líquida, porque en un vaso lleno con agua, las moléculas que están en el centro se encuentran rodeadas por las demás, mediante los puentes de hidrógeno. Si no fuera por los puentes de hidrógeno, no pudiéramos vaciar el agua en el vaso. Y los puentes de hidrógeno, son las fuerzas de atracción que hacen que las gotas adquieran una geometría esférica, o son las fuerzas que evitan que toda el agua se volatilice hacia la atmósfera. En una charca, las moléculas de agua que están en la superficie, solamente se sienten enganchadas o jaladas por las de abajo, motivado al mismo efecto de los puentes de hidrógeno. Es lo que hace también, que el océano muestre una superficie contraída hacia abajo. Esta contracción, es la fuerza que hace que un barco pueda flotar sobre ese manto duro superficial que forma el agua contraída. O que se pueda surfear con una tabla sin hundirse, deslizándose por la superficie del agua. Pero en el caso de la charca, sólo pueden escapar las moléculas de agua que están en la superficie, y formarán una nube, cuando la energía solar o la tensión de vapor del agua, sea suficiente para vencer esas fuerzas de los puentes de hidrógeno.

Así, que si no fuera por los puentes de hidrógeno del agua, tal vez la Tierra fuera como un planeta gaseoso, formado solamente por vapor de agua. Esto también se comprueba, porque si se vierte agua en un delgado tubo de vidrio, se formará un menisco arqueado hacia abajo. Mientras que si lo llenamos con mercurio, la cual es una sustancia líquida pero no polarizada o que no forma puentes de hidrógeno entre sus átomos, este menisco es arqueado hacia arriba, y, en este caso, el tubito es tan delgado o de tan poco diámetro, que se descarta el efecto de la gravedad.

En el caso del agua evaporada que forma una nube, al llegar a reunirse una cantidad de moléculas suficiente, o que se aglutinen para que intensifiquen de nuevo las fuerzas de los puentes de hidrógeno, se formarán las gotas, que luego vuelven a caer en forma de lluvia. Los relámpagos se producen cuando desde la Tierra, las cargas negativas interaccionan con las cargas positivas de las moléculas de agua que forman los dipolos en la nube. Y la chispa generada, hace que reaccione el nitrógeno con el oxígeno. Por lo cual, las descargas eléctricas logran que estos dos gases reaccionen para formar los nitratos; y que al precipitar junto con la lluvia, fertilizan el suelo y se logra el crecimiento de las plantas en el invierno, para renovar el manto verde de la Tierra.

De tal forma que la vida vegetal y animal, además de conseguirse con un planeta que no se evapora, también se ha desarrollado, gracias al enlace químico que forman los puentes de hidrógeno, los cuales hacen posible que solamente una parte del agua logre evaporarse, pero que la misma cantidad vuelva a caer en forma de lluvia. El nitrógeno que precipita con la lluvia, es vital para el ciclo reproductivo de las plantas; y esta fuente de nitrógeno, es lo que hace que las plantas sean los únicos seres vivos que comenzaron a producir aminoácidos a partir del nitrógeno. Las plantas preservan el nitrógenos como una forma enorme de alcaloides, solamente combinando unos pocos aminoácidos. Y también combinan estos aminoácidos en largas cadenas llamadas proteínas, que luego las plantas las colocan en las semillas, para que junto con una copia del ADN, se transporten las características genéticas que marcarán el nacimiento de una nueva planta. Es decir, que los mayores productores de proteínas en la Naturaleza son las plantas, pero no los animales que se alimentan con las plantas, para obtener de las plantas las proteínas y de estas los aminoácidos. Pero los seres humanos entendieron el proceso al revés y de una forma ineficaz. Porque los humanos se quieren alimentar con los animales, quienes adquirieron sus proteínas desde las plantas. En vez de que los humanos se alimenten directamente con las plantas, para así evitar ese tránsito de proteínas innecesario. Y esto indica además, que las plantas fueron los primeros organismos vivos que se formaron a partir de las algas marinas. Tal como lo explicamos en el libro «La

Vida en el Sol». A estos puentes, o enlaces que se forman entre las sustancias que contengan oxígeno, nitrógeno e hidrógeno, se conocen como Fuerzas de Van der Waals.

CÓMO SE ACOPLAN LAS BASES EN EL ADN

Ni uracilo ni timina se pueden acoplar con guanina en el ADN normal, porque esto solamente puede suceder, si se combina guanina con citosina. De tal forma, que en el ADN con un grado de acidez normal, guanina solamente se puede acoplar con citosina, y adenina se unirá con timina. Pero no existe otra forma de acoplar estas bases en el ADN, porque uracilo no cumple con estas condiciones. Entonces uracilo no puede participar en la configuración del ADN.

Las bases se acoplan por puentes de hidrógeno parecido al agua, pero la fuerza de unión en el ADN es más fuerte, porque en lugar de un enlace de hidrógeno como en el caso del agua, en el ADN se forman pares, o grupos de a dos, donde están incluidos el oxígeno y el nitrógeno, unidos de la siguiente forma: el par formado por guanina≡citosina y el otro par formado por adenina=timina, unidos por tres y dos enlaces de hidrógeno respectivamente. En este caso, los dos pares de bases hacen que la unión sea tan fuerte, que las dos cadenas de nucleótidos queden empalmadas mediante esos puentes de hidrógeno, entre las bases adenina-timina y guanina-citosina. Y estos puentes de hidrógeno, son los que suministran esa gran estabilidad de los enlaces, para mantener unidas, compactas y apiñadas, las dos cadenas que conforman la macromolécula de ADN y los diversos ARN que se derivan de este ADN. Y es gracias a estos acoples entre los átomos de hidrógeno con los átomos de oxígeno y los átomos de nitrógeno, que se configura la química que sostiene y se presta para la vida, en todas las formas que existen en la Tierra, o las formas que podamos imaginarnos, o que existieron y que puedan existir, porque la evolución de la vida tiene que seguir su trayectoria evolutiva.

EL ACOPLE MUTANTE GUANINA–URACILO

Pero tal como hemos dicho, el fenómeno del tautomerismo solamente le puede ocurrir a guanina. Y cuando la acidez es más alta en el núcleo de la célula, esto hará que el grupo cetónico de guanina se convierta en un grupo enólico, y logrará que guanina con su forma enólica cambie su estructura electrónica. De tal manera, que guanina con su forma enólica, ahora podrá formar puentes de hidrógeno con uracilo. Porque guanina enólica, ahora es relativamente más estables bajo esas condiciones de acidez más alta, dentro del núcleo de la célula. Es decir, que con esa acidez más alta, se han logrado las condiciones, para que en lugar de ser con citosina, el acople de guanina enólica se produzca con uracilo cetónico.

Y este incremento de la acidez, como hemos dicho, se originó por la condición ácida del citoplasma y luego en el núcleo, el cual a su vez fue causado por el exceso de ácido úrico, ácido carbónico y ácido láctico, como producto de la hemólisis y la glucólisis de la glucosa en las mitocondrias de las células musculares, etc. El consumo con exceso de azúcar sacarosa, o azúcar de cocina, hace que se genere igualmente ácido láctico. Y todos estos ácidos actúan en conjunto, hasta lograr que se atrofie todo el sistema oxidación/antioxidación, y así sucesivamente. Y de allí en adelante, se logró perturbar o trastornar todo el complejo enzimático, el cual antes de la acidosis, era controlado por la propia célula. Es decir, que existe la probabilidad, que guanina con su forma enólica, en vez de ser con citosina se acople con uracilo. Y este efecto del tautomerismo, es lo que induce a un error genético en el ADN que da origen al cáncer.

Así, que las células que portan este ADN errado, ahora pierden su configuración química original, y pueden sobrevenir problemas relacionados con esa secuencia distorsionada en los genes. Y la reproducción de estas células mutantes, inducen por ejemplo, a un ligero tumor, el cual al progresar en tamaño, se hará visible como un cáncer, en la medida que siga transcurriendo la réplica de estas células que permanecen vivas genéticamente; pero que sin duda, estas células tienen una configuración genética diferentes a las células sanas.

De tal manera, que mediante la acidosis provocada, se ha logrado cambiar la estructura molecular cetónica o normal de la guanina. Y por tanto, se modificaron igualmente las condiciones necesarias para que no se formen de manera natural los puentes de hidrógeno con el oxígeno y el nitrógeno. Porque en todo caso, la estructura tautomérica o enólica de la guanina, solamente se puede acoplar con la estructura cetónica o normal del uracilo; introduciendo de esta forma, un error de acople en ese ADN mutado. Y este es el error genético que obliga, para que las células mutantes se reproduzcan más rápido que sus vecinas; o lo que induce a las células a cancerarse.

Es una mutación de tipo transición, porque se produjo por la sustitución entre bases de la misma clase; es decir, pirimidina por pirimidina, (citosina por uracilo) lo cual es factible, o que puede suceder con mayor probabilidad, ya que esto no introduce un cambio tan drástico en la estructura química normal del ADN original. Así que este ADN distorsionado, puede seguir sus funciones de réplica. Por lo tanto, una célula involucrada en este tautomerismo, si este tautomerismo llegase a ser perentorio, dicha célula mutada podrá continuar con su faena reproductiva, pero enrumbada por una lógica de carácter químico, aunque esta forma de réplica será de manera dislocada respecto a las demás, en cuanto a su funcionalidad. Y estas células distorsionadas, ya perdieron su estructura y carácter viviente para ese cuerpo. Así que ya nos serán aptas para configurar el cuerpo de un ser humano, y estas células mutantes entrarán en un verdadero conflicto con las células sanas.

Pero este es un hecho razonable, porque esta situación de acidez más alta, no es favorable para el acople entre las bases guanina y citosina, en el momento en que citosina se consiga con un grupo metilo que la convierta en timina. Pero es importante saber, que esas diferencias son relativas entre sí, porque en los enlaces electrónicos, no necesariamente tiene que haber un contraste muy marcado, para que se den los ajustes necesarios y propicios en los acoples, en esa clase de apiñamiento de moléculas como es el ADN.

Y en un sentido técnico o relativo, puede decirse, que si llegasen a haber grupos metilo dentro del núcleo de la célula, ya no habrá citosina disponible; porque en el proceso de metilación, como veremos, toda la citosina se convertirá en timina, la cual es la compañera de adenina. De tal manera, que ese núcleo celular se transformará energéticamente, en una unidad química relativamente estable bajo esas condiciones de acidez alta, pero seguirá replicándose su ADN, aunque de una manera equivocada. Por ejemplo, su ritmo de replicación, que si bien es lógico, está alterado desde una perspectiva biológica. Y eso es lo que se muestra como lo que llamamos una mutación, pues ya no se trata de la misma molécula de ADN original que se desarrollaba en el mismo cuerpo, y con las mismas características químicas y energéticas.

Pero esta no es una condición que puede ser heredada mediante una modificación genética en todas las células, porque ese cambio en los genes sería sumamente complicado que suceda en el mismo cuerpo. Y si este fuera el caso, concluiríamos, que el cáncer no se pudiera revertir. Pero sabemos que esa retrogradación sucede en el cáncer, cuando se logra que de nuevo la guanina regrese desde su forma enólica a su forma cetónica original.

EL ERROR QUE PROVOCA LA INCORPORACIÓN DEL URACILO AL ADN

Tal como lo demostramos, la base pirimidínica uracilo, puede tomar parte de manera exclusiva en el ARN. Sin embargo, para formar ADN, esta base uracilo no tiene ninguna opción, porque como cetona, el uracilo no puede acoplarse ni con adenina ni con guanina. Y eso solamente puede suceder, en el momento en que a guanina le suceda un tautomerismo; es decir que guanina pase de su forma normal cetónica a la forma enólica. Y toda esta ingeniosidad, es gracias a la Naturaleza, porque esas formas de acoples, debió suceder así por alguna razón concreta. Como pudiera ser, el incremento de la rapidez que se requiere en cada organismo distinto para leer sus códigos y poder sintetizar por ejemplo, a una mayor rapidez una determinada proteína por parte de sus ribosomas; o, una mayor frecuencia de réplica de sus ADN en sus cromosomas. En abril de 1997 apareció un artículo en el «Proceedings of the National Academy of Sciences of United States of

America» PNAS (PNAS April 1, 1997 vol. 94no. 73290-3295) de los investigadores Benjamin C. Blount y otros, titulado: «*Folate deficiency causes uracil missincorporation into human DNA and chromosome breakage. Implications for cancer and neuronal damage*». (La deficiencia de folato causa la incorporación incorrecta de uracilo en el ADN humano y la rotura de los cromosomas, con implicaciones para el cáncer y el daño neural). Es lo que se conoce como columnas bífidas. A la columna vertebral también se le conoce como espina vertebral, porque las vértebras cervicales generalmente tienen un bífido (en forma de Y). Pero tal vez que lo más importante de este artículo, en este caso, es que con ello se logró demostrar experimentalmente, que uracilo, el cual debería estar únicamente en los distintos ARN, se introdujo por error en el ADN.

12

HIPERMETILACIÓN

Y es gracias al estilo de vida al cual pretendemos adaptarnos, pero sin poder lograrlo como carnívoros, porque lo único que logramos con esta intención, es obligar para que nuestras células procesen un material que no es el apropiado para ellas, debido a las características de su configuración química. De tal forma, que de manera general, todas las carnes hacen daño, porque absolutamente, que todas provienen de seres vivos que obtuvieron su ración de proteínas desde las plantas. De tal manera que al ingerir la carne, solamente estamos ingiriendo lo que pudimos haber obtenido desde las plantas, sin la necesidad de someter a los animales a una persecución, un encierro y finalmente un sacrificio.

Sumado a esto, el otro problema que surge cuando se consume carne, se debe a que cuando ingerimos la proteína desde la fuente animal, esa es la vía más importante que nos aporta el aminoácido metionina, el cual, al perder su grupo metilo, este metilo desprendido es el que logra que citosina se convierta en timina. Y ese proceso es conocido como metilación. Y la proteína animal, es la fuente más abundante de metionina, desde donde se derivará con exceso el grupo metilo, con lo cual ocurrirá la hipermetilación, en el momento en que la acidez dentro de la célula se haya hecho más alta. Pero de igual manera, que un exceso de metionina que pierda su grupo metilo, dejará con exceso otro aminoácido llamado homocisteína dentro de la célula. Y homocisteína se convertirá en el principal compuesto reductor, porque este aminoácido derivado de la metionina, asumirá esa función antioxidante dentro de la célula. Y esto hace que se dañe el sistema antioxidante natural en la parte interna de las células.

Y como ya explicábamos, resulta muy difícil que a citosina le ocurra un tautomerismo. Es decir, que lo más probable que pueda acontecer sobre citosina cuando se incremente el grado de acidez, es una metilación, debido al debilitamiento que produce la polarización del grupo amino, en caso de que el medio acuoso dentro del núcleo celular, llegase a ser relativamente más ácido, por la presencia con exceso del ácido láctico, el cual a su vez se originó de la respiración anaeróbica en las mitocondrias de las células, o por el consumo con exceso del azúcar sacarosa. Principalmente en las células musculares. Esos radicales metilo, pueden ser aquellos que en el comienzo, quedaron de la metionina proveniente de la proteína animal ingerida, y al quedar separados, estos metilos reaccionarán con citosina cuando esta se vuelva más ácida.

Así que la consecuencia, o el resultado global de esta metilación, es que citosina será convertida totalmente en timina, dejando al núcleo de la célula sin citosina. Pero a la vez, que en el núcleo de la célula quedará una cantidad con exceso de timina. Así que con este par de bases adenina=timina, no habrá inconveniente, porque lo que habrá ahora es una mayor cantidad de timina. Y con esa abundancia lo que se logrará, es favorecer las condiciones para la formación de ese par, que es naturalmente normal que ocurra en el núcleo de esa célula, o más específicamente en ese ADN. Y esto obligaría a que la célula cambie químicamente el acople, y por tanto, también cambiará su función; es decir, que la célula muta. Y en ese núcleo que ahora será distinto, los cromosomas utilizarían como la otra base para el acople con guanina enólica el uracilo cetónico, en el lugar de lo que debería ocurrir normalmente; es decir, citosina acoplada con guanina. Si guanina estuviese con su configuración cetónica pero no enólica. Lo cual hace que uracilo ahora pase a formar parte del ADN; pero obviamente, que este será un ADN diferente.

La hipermetilación como se dijo, creará una cantidad desmedida de timina en el núcleo de esa célula, y con ello, un daño a las secciones que transportan los genes del ADN. Y de manera muy particular, ya que el par de la secuencia genética ya quedó alterado a partir de ese momento, debido a la condición de acidosis o un grado de acidez más alto dentro de la célula. También en los ARN, uracilo puede ser reemplazado por timina. Y debido a que uracilo ahora está sustituyendo a citosina en el acople con guanina, ese exceso de timina, pudiera alterar adicionalmente, la conformación de los diferentes ARN. Y con ello, se influirá directamente hacia otros problemas relacionados con la secuencialidad de aminoácidos, para la configuración de las cadenas de proteínas en los ribosomas. Porque como explicábamos, el cambio en un nucleótido, induce al cambio de posición de un aminoácido en la cadena proteica, y esto contribuirá, a que se intercambie un aminoácido por otro. Pero la cadena proteica formada, ya no sería igual a la que debió formarse.

Además, también puede llevar a la alteración de un triplete codificante. Por ejemplo, un código de iniciación por uno de finalización y viceversa. Es decir, que los tripletes de iniciación que son uracilo-adenina-citosina (U-A-C) respecto al ARN de transferencia que debe acoplarse con el triplete adenina-uracilo-guanina (A-U-G) del ARN mensajero y el triplete de finalización uracilo-adenina-adenina (U-A-A) en el ARN mensajero, el cual no tiene par en el ARN de transferencia. Por lo tanto, al llegar a este código U-A-A esto le indica al ribosoma que se dé por finalizada la síntesis de esa proteína.

Y timina no participa en la conformación del ARN, pero una vez que está con exceso, y debido a la misma acidosis, timina pudiera incorporarse a los ARN. Además, como ya no hay citosina en el núcleo, todo esto puede provocar un error en la inserción de los aminoácidos en la cadena proteica. Y desde allí, que surgirá un desbalance total, en cuanto a la configuración de una célula, que adquirió su diseño y funcionalidad desde que era un espermatozoide. Pero que luego, esta funcionalidad genuina se pretende cambiar, cuando se modifica también la manera más lógica de alimentarse. Así que a pesar de haberse formado un triple puente guanina≡uracilo, este será más débil, porque no se ha formado el puente timina-citosina entre los pares de bases, en el apiñamiento del ADN. Y su configuración, contribuirá energéticamente en menor grado a la formación de zonas abundantes para ese gen que contenga el par equivocado guanina≡uracilo. Porque este enlace guanina≡uracilo, aportaría una menor estabilidad con su fuerza de enlace en la molécula de ADN, respecto a la original que debió ser guanina≡citosina. Pero en el ADN equivocado, citosina ya no existe en el núcleo de la célula, debido a la acidosis.

Esta menor energía para formar una fuerza de enlace más débil, contribuirá para que este ADN mutante se replique más rápido que el ADN normal, porque el enlace guanina≡citosina le imprime una mayor estabilidad, y por tanto una mayor lentitud a la réplica, comparado con el caso que se forma con el error del acople guanina≡uracilo.

Y una vez logradas estas condiciones en el ADN equivocado, el gen puede perder tanto su secuencia como su ritmo de división, en cuyo caso, una célula portadora con un error de esa clase, será diferente, motivado al factor mutante. Así que una célula hermana que provenga de ésta, también arrastrará ese mismo error en lo sucesivo, hasta conformar un grupo importante de células mutantes. Y como consecuencia, la aparición de crecimientos acelerados de unas células respecto a otras. Y con ello, puede ocurrir la formación de una protuberancia, o un brote de células amorfas, que se harán visibles en forma de cáncer, y otros tipos de enfermedades de tipo genético. O que influyen para que se den esas incoherencias en el arquetipo heredado por el individuo humano, afectado por ese error de carácter genético.

La menor fuerza energética necesaria para formar el triple enlace guanina≡uracilo, aligerará la síntesis de ese ADN equivocado, tal como dijimos. De tal manera, que la presencia del uracilo en el ARN, pero no en el ADN, puede ser un mecanismo químico controlador del cual disponen las células, con la finalidad de acelerar la rapidez de producción de proteínas, pero al mismo tiempo, aminorar la rapidez, o a cuál ritmo ha de replicarse el ADN normalmente. Y será lo que determine la decadencia; es decir lo que conduce al tiempo de vida que trae implícito en sus genes cada organismo vivo.

Pero tal vez, es por esto, que la anexión del uracilo en el ADN, logra que en las células mutantes se acelere químicamente la rapidez de su replicación, tal como se observa en cuanto al crecimiento anormalmente acelerado del cáncer. Pero ese desfase, tiene lógica o sentido desde el punto de vista funcional y energético.

Y si son tolerables estas modificaciones, o siempre y cuando en número de células mutantes no sobrepase al número de células sanas, o que todo el organismo no colapse totalmente, es evidente, que el cuerpo celular no podrá soportar por mucho tiempo ese crecimiento acelerado de las células mutantes. O esa modificación si es tolerable en el genoma de las células gérmenes en un individuo, se las va a transmitir a su descendencia. Lo cual explicaría, que de alguna manera esos reajustes son necesarios, por lo cual se producen eventualmente. O será por eso que en la actualidad, el número de enfermedades por esas modificaciones genéticas ocasionales, está en el orden de unas 4.000, siendo la más común la fibrosis quística. Pero muy poco se consigue de esta relación, con el carácter hereditario del cáncer, sino solamente en cambios moderados que se manifiestan en aquellas generaciones que las heredan.

Y de esta manera, que para contribuir con el problema del cáncer, además del tautomerismo, la metilación dejaría definitivamente al núcleo de la célula sin citosina. De tal manera que este núcleo, se quedaría con un exceso de timina, obligando a la célula a constituir su ADN, únicamente de manera equivocada de guanina con uracilo; siempre que esta modificación sea de carácter orgánico. Pero si timina lograra formar parte del ARN mensajero sustituyendo al uracilo, de pronto que la síntesis de proteínas se ralentiza, y todo el prototipo genético diseñado para un ser humano normal, se habrá modificado completamente.

PRUEBA EXPERIMENTAL DE LA HIPERMETILACIÓN Y LAS MUTACIONES

En diciembre de 2007, uno de los miembros del grupo británico de investigación del «Laboratorio Whitehead» Rudolf Jaenisch, demostró, que existe una relación entre el fenómeno de la hipermetilación y el desarrollo de tumores de colon de los ratones. Se menciona la hipermetilación, como la acumulación con exceso de grupos metilo en ciertas partes del ADN. Y en ese estudio, se pudo deducir, que esta hipermetilación, provoca la desactivación del gen que monitorea el correcto funcionamiento del ADN, o que este es el gen que tiene la labor de reparar, o hacer que se revierta lo que pudiera ser el inicio de un error genético. Y como consecuencia, que se incite a la formación de pequeños pólipos. Y como un dato importante, también se encontró, que la hipermetilación refuerza la frecuencia de aparición de tumores intestinales en los ratones entre un 60 a un 100 %, y se incrementa significativamente el promedio de crecimiento de tumores microscópicos.

Hasta hace poco, que la hipermetilación del ADN, había sido correlacionada con el desarrollo de tumores cancerígenos en los humanos; ya que se trata de un tipo de modificación química en el ADN que puede ser heredado, siempre que la modificación no sea lo suficientemente drástica. Y esto explicaría además, por qué sucede el cáncer en los niños, los cuales no han consumido suficiente carne. Pero en este caso, la hipermetilación pudo haber sido la que heredó de la madre. Pero debido a que esta es una mutación heredada por el niño, se hará un poco más difícil revertirla, ya que la misma forma parte de todo el conglomerado genético del niño, el cual funciona mediante una lógica química pero no biológica o normal. Mientras que básicamente, una persona que nació sana, ese error se pudiera reparar sin cambios apreciables en la secuencia del ADN original, sólo por el medioambiente químico y natural de la propia célula. Pero se puede ayudar a lograr ese alivio, recurriendo al consumo de alimentos alcalinizantes; y entre ellos, las frutas inmaduras por la presencia de folato y las sustancias alcaloideas que se obtienen de las conchas, hojas y/o raíces de algunas plantas, como se dijo.

Tal vez esto es lo que sucede, si se le diera la oportunidad para que el sistema celular logre retornar a sus condiciones normales de acidez o pH. Es decir, este proceso de revertir la hipermetilación, sería lo que hace que el progreso del cáncer se interrumpa químicamente por sí solo, o ayudado con esos bebedizos botánicos alcaloideos, o, como mencionamos en cuanto al CITRIFOL que es rico en folato y enzimas reductoras. Pero también, si se le diera a tiempo la oportunidad de acción de los mecanismos propios de los cuales disponen las células, para corregir a sí mismas dichas anomalías inducidas.

¿De qué manera? Pues sin duda, que recurriendo a la buena estrategia del vegetarianismo. Es decir, evitando el consumo de carnes de cualquier clase; azúcar en forma de sacarosa, lácteos, verduras ricas en ácido oxálico, por lo menos hasta que se logre detener el crecimiento acelerado de las células mutadas. O para que estas células mutantes, no sobrepasen en número a las células sanas. Y este proceso de apagar la expresión del gen, es lo que sucede con la introducción en el ADN de una sustancia que contenga un grupo metilo, mediante el proceso de metilación, lo cual logra convertir la citosina en timina,. Y los indicios, es que la metionina proviene de la proteína animal, y que la proteína de leche de vaca diluida, contiene hasta 150 % más metionina cuando se selecciona para comparar dicha referencia, con la leche materna. Y tratándose del queso de leche de vaca, ese contenido es hasta 900 % mayor.

Así que este efecto de alimentación sana, es lo que regula para que todo el proceso de la vida transcurra de manera normal, mediante el mecanismo de la epigenética, porque también es necesaria la actividad de adaptación de ciertos genes, en aquellas regiones heredadas del genoma, dependiendo de qué es lo que las células necesitan expresar o hacer en un momento dado. Y como absolutamente todas las células que configuran al mismo organismo poseen un ADN idéntico, la secuencia encubierta de ese ADN, será un elemento clave para la identidad que debe heredar la futura célula.

Porque cuando una célula se divide, su cualidad de metilación natural, características y patrón secuencial, se tienen que mantener en la memoria genética de la nueva célula formada. De tal manera, que si la nueva célula que se origina, pertenece por ejemplo al corazón, esta nueva célula debe llevar consigo, las características para recordar la función de su progenitora, con el fin de heredar las mismas instrucciones de cómo contraerse y dilatarse. O para poder continuar la labor de su antecesora; es decir, eyectar la sangre. Y la secuencia correcta de las bases guanina, citosina, timina y adenina en el ADN de la célula, es lo que le permite a ellas replicarse sin errores. Pero además, deben portar las instrucciones que tienen que aparecer en la nueva célula que se forma.

A la vez, que esa misma secuencia, también debe ir representada en el ARN mensajero y en los ARN de transferencia, con el fin de que la configuración, y por ende la misma función. Y para que las propiedades de las proteínas producidas, sean igualmente las correctas en cuanto a la secuencia u ordenamiento de los aminoácidos en la cadena proteica.

El ribosoma cumple con la tarea de realizar la síntesis de las proteínas; y parecido al ejemplo del lector de código de barras del supermercado, este tiene que reconocer y analizar esa secuencia adecuadamente, para tratar de minimizar la probabilidad de introducir un incidente, que pudiera conducir a un resultado equivocado de confusión y de función, con respecto a las proteínas idóneas producidas por las células sanas. Y ese proceso, dependerá lógicamente del grado de acidez dentro de la célula; o más específicamente dentro del núcleo de las células.

13

EL CÁNCER NO ES HEREDADO

La metástasis, se refiere a la aparición de nuevos focos de la misma enfermedad en diferentes sitios del cuerpo. Porque estos cúmulos de células con sus estructuras desnaturalizadas, pueden incorporarse de manera libre hacia otros sitios del cuerpo a través de la sangre. Digamos, que se cambió la estructura electrónica de la célula sana, parecido a tener que leer una oración con palabras que suenan igual pero que están escritas con errores ortográficos. De tal forma, que estas células continuarán funcionando químicamente, pero solamente motivadas por el potencial químico que las conduce y las obliga a la réplica. Es decir, que estas células mutantes, entraron en un conflicto de coexistencia con aquellas células sanas. En tales condiciones, y como ya no hay un patrón de instrucciones que obedecer, pero además, que la energía invertida para la formación del triplete guanina≡uracilo es menor, comparado con la formación del triplete normal guanina≡citosina, desde luego que tampoco habrá que hacer una lectura de interpretación, del orden y la secuencia de las bases insertadas en el ADN. Por lo cual, el proceso de clonado o réplica; es decir, que la síntesis celular dentro del núcleo se acelera.

Y para los ribosomas, las señales «comience aquí» y «termine aquí» pueden venir alteradas del gen en ese ARN mensajero. De tal manera, que las proteínas no lograrán sintetizarse correctamente, porque la secuencia del orden de los aminoácidos en la cadena proteica puede estar alterada. Como en el caso de la anemia falciforme. Pero si la célula muta, prevalecerá una confusión entre todas las células de ese tejido celular involucrado. Porque como no hay nada que las comprometa o que las haga diferenciar con las demás células sanas, posiblemente que estas células mutantes, se convirtieron en una clase de células madre, pero esquivadas o disociadas de lo que es un ser humano normal. De tal forma que estas células, pueden adoptar o hacer cualquier cosa en el cuerpo, guiadas solamente por su nuevo esquema de conformación. Pero debido a que las células no están conscientes de esta alteración, entonces es el potencial químico de reacción, lo que las obligará a continuar funcionando mediante la acción de una lógica química, a pesar de sus equívocos o rutas bioquímicas desacertadas.

Y es así que concluimos, que los procesos de vivir físicamente, corresponden a actuadores meramente de naturaleza química, y que forman partes de esas incongruencias relacionadas con el anclaje del espíritu, en el momento en que la energía del espíritu, decide abordar la energía que se convirtió finalmente en la materia que constituye el cuerpo. De tal manera que para revertir la corrección de esos errores fortuitos ocasionados, el proceso tiene que ser igualmente de carácter químico. Siempre y cuando, que el origen de tales desacuerdos sean reconocidos por las propias personas afectadas, para que los admitan, y que decidan permitir de manera consciente tales restituciones.

Porque según las estadísticas, más de un tercio de los casos de cáncer en el mundo, es causado por factores que dependen del estilo de vida de las personas, y no por elementos que impliquen una condición pre-establecida o impresa en la huella genética de los afectados. Se debe simplemente, a que las personas inconscientemente, obligan para que poco a poco, sus células muten y se enrumben descarriladas en su biosíntesis. Y debe ser así, porque los seres humanos le dan valor únicamente a la parte física o corporal, por lo cual se alimentan de una manera inconsciente. Por ejemplo, con la epidemiología del cáncer se ha descubierto, que entre los factores de riesgo que más contribuyen a esta causa en los países subdesarrollados, incluyen el uso del tabaco, abuso del alcohol y las dietas que carecen de frutas y vegetales. Mientras que en los países desarrollados, la causa principal es la obesidad; o lo que equivale a decir, que ese peso corporal con exceso, se origina por un consumo descontrolado de carbohidratos, y aquellas grasas y proteínas provenientes de las carnes. Porque en la actualidad, se sabe que todas esas anomalías relacionadas con la salud, están relacionadas paralelamente con el consumo de alimentos cárnicos procesados. Así que la decisión de consumir o no tales productos, depende solamente de nosotros como espíritus directores de esa energía, que es realmente lo que anima y dirige el funcionamiento del cuerpo.

LOS VERDADEROS CARNÍVOROS

El rango de acidez o pH de la sangre del cuerpo humano, se encuentra limitado hacia el lado alcalino; es decir, 7,40. Mientras que en los animales carnívoros, ese valor es ligeramente más bajo. En ellos, el pH sanguíneo es 7,20; lo cual significa, que estos mamíferos tienen la sangre más ácida que los humanos. Por lo cual, esta clase de animales puede ingerir la carne de otro animal como su fuente de alimento. Aunque algunos animales carnívoros domesticados, se pueden adaptar y convertirse en vegetarianos. Pero obviamente que los primeros seres vivos que surgieron en la Tierra fueron los vegetales, así que no hay razón para que un animal se alimente con la carne de otro animal. Pero con más razón, que esta cualidad será peor en el ser humano, debido a su autoconsciencia.

Y aunque la comparación aproximada sea válida técnicamente, la razón química, se debe a que los animales carnívoros, por disponer de la enzima urato oxidasa, eso les permite llevar los desechos celulares de las purinas propias de ellos, y las purinas del ADN de las células que consuman como alimento a partir de la carne, a un compuesto que está más allá del ácido úrico; o sea, alantoína. La ventaja, es que la alantoína es más soluble que el ácido úrico en el fluido sanguíneo; por lo cual, los animales carnívoros pueden eliminar el exceso del antioxidante urato de sodio en forma de alantoína por medio de la orina. Es de pensar también, que una alimentación a base de frutas, por supuesto que ayudaría a aliviar el cáncer; o porque el radical oxígeno ($\cdot O_2$) igualmente se genera con cierta frecuencia en los tejidos, mediante el metabolismo normal de las células sanas. Así que aunque estemos sanos, necesitaremos mantener una relación balanceada, o conforme con los antioxidantes propios, mediante la ingesta oportuna de frutas como fuente principal de folato y vitamina C. Y estratégicamente como alimentación, esto es necesario, porque la vitamina C y la piridoxina o vitamina B_6 son solubles en la porción líquida del cuerpo. Y por ser solubles, generalmente estas vitaminas se pierden a través de la orina y el sudor. Así que las debemos procurar en el día a día, ingiriendo frutas y vegetales con mayor frecuencia y en forma variada. Pero no todo el tiempo se han de consumir las mismas frutas y los mismos vegetales, porque habrán otras sustancias antioxidantes necesarias, que solamente las vamos a encontrar en otros vegetales. Tal es el caso del licopeno en el tomate y el pimentón, o los flavonoides y otros polifenoles; como los taninos y antocianos que son los antioxidantes que le dan el color morado a las uvas, o a las moras, etc. O los lignanos que son diferentes a la lignina de la corteza de las plantas, y se encuentran en el ajonjolí, las semillas de calabaza, la soya y el brócoli. Otros son los estilbenos y los carotenoides, tales como las xantofilas y el betacaroteno. Por ejemplo, las xantofilas o luteína, tienen una función antioxidante incluso mayor que la clorofila, y son las que dan el aspecto envejecido o el color amarillento a las hojas, cuando estas se marchitan. Agreguemos a estos la vitamina E, etc. De tal manera que el individuo vegetariano, tiene suficientes recursos en la Naturaleza, porque debería alimentarse procurando una gran variedad de alimentos, pero no con la misma cantidad de un mismo alimento. Y por lo general, el vegano debe ingerir alimentos con mayor frecuencia con la que lo hace un carnívoro, ya que los vegetales son más fácil de digerir, por lo cual las verduras no hacen sentir por mucho tiempo la sensación de saciedad.

Y es conveniente señalar, que el cáncer no puede ocurrir mediante una modificación genética general, porque ese cambio en todos los genes sería sumamente complicado que pueda suceder en todas las células del cuerpo. Y la secuencialidad del genoma, es un código bastante difícil de descifrar, y por tanto este es un proceso que solamente lo entienden las células. Pero si no fuera lo suficientemente estable a pesar de su complejidad, desde luego que el ADN no se reorganizara cuando se le inducen solamente pequeños cambios, y en sitios muy precisos donde generalmente está involucrado el tejido epitelial. Porque si esto fuera así, el cáncer no se aliviaría. Y lo que existe realmente, es una alteración en el acople de las bases que conforman el ADN, lo cual se puede revertir químicamente, mientras que se actúe de manera oportuna, cuando se sospeche la existencia de esta anomalía genética. Pero lo cierto, es que nacimos bien configurados genéticamente, y fuimos nosotros quienes en algún sitio del cuerpo, torcimos el rumbo de la síntesis de nuestras células.

Pero un caso bien interesante, del hecho de esas alteraciones ocasionadas en las células, fue el que demostró el Dr. Paul Liechtenstein del Departamento de Epidemiología Médica del Instituto Karolinska. Una institución médica universitaria, situada en Suecia. Allí, el Dr. Liechtenstein, analizó los casos clínicos de 44.788 gemelos homocigóticos. Es decir, aquellos individuos que comparten una configuración genética idéntica. El Dr. Paul Liechtenstein, estudió los casos correspondientes a los registros médicos de gemelos que murieron por causa de cáncer, en un período de tiempo, para los registros de defunciones de suecos, daneses y fineses, con el fin de evaluar una estadística para los riesgos de padecer tumores malignos en 28 partes distintas del cuerpo. Y en cada uno de dichos registros, se analizaron las historias clínicas de aquellos gemelos nacidos entre 1886 y 1958. Y sólo entre 1926 y 1958, más de la mitad de uno de ellos había muerto por culpa de algún tipo de cáncer. Pero si bien el análisis debió concluir, que el otro de los gemelos o gemelas del afectado o afectada por cáncer de estómago, colon, pulmón, mama o próstata, etc., tenían el mismo riesgo de padecer la misma enfermedad, ya que sus genes comprendían una carga hereditaria igual, resultó que los factores genéticos aportaban muy poca o ninguna evidencia de la probabilidad de que ambos mellizos, estén proclives a desarrollar el mismo tipo de cáncer. Y esto lo que viene a corroborar, es que es el medioambiente químico dentro de las células el que juega un papel crítico en la posibilidad de padecer de esta anomalía. En otras palabras, si esto no se da entre gemelos, desde luego que el riesgo de contraer cáncer entre parientes cercanos, resulta ser una estadística poco probable.

Porque una de las esperanzas cuando se logró descifrar el genoma humano, era, que si un individuo cuyo familiar tenía el precedente de una afección, como por ejemplo el cáncer, esta segunda o tercera persona, estarían también señaladas, o que nacerían con el gen que los condenarían a padecer de ese mismo mal. O que si se lograba determinar, cuál es el gen que provocaría la anomalía, entonces mediante la ingeniería genética, se pudiera suprimir o desmontar la parte de ese tramo del ADN que produciría la enfermedad en el futuro, a la persona condenada genéticamente. O sea, con el fin de salvarla de una muerte proyectada en sus genes.

Pero el hecho de que los gemelos a la edad adulta presenten tal diferencia, lo que demuestra, es que son los efectos químicos en el medio acuoso dentro de las células a los que han sido expuestas, pero no como creen algunos que es el ambiente atmosférico. Y de ahí la confusión o la justificación de los humanos carnívoros para abastecerse continuamente de carne. Y por ello, llevan una clase de alimentación basada únicamente en las carnes, porque deducen que el cáncer es culpa de la contaminación ambiental. Pero fuman, no comen frutas porque endulzan con sacarosa cualquier bebida saborizada con el aroma de alguna fruta. O consumen alcohol, etc., y con todo esto, lo que logran es crear las condiciones que modificarán el funcionamiento de todo el entramado celular, que da como respuesta ese gran número de afectaciones, incluido el cáncer.

Durante la niñez, los gemelos comparten el mismo estilo de vida, porque ambos niños están al cuidado de sus padres, o quienes por razones prácticas, hacen que ellos conlleven el mismo tipo de alimentación, formas de vestirse, etc., pero luego de cierta edad, al separarse, cada uno de ellos cambiará de hábitos, incluso de la condición ambiental, para poder adaptarse a un estilo de vida particular. Y como consecuencia, que los gemelos pueden contraer clases de enfermedades distintas, a pesar de portar una carga genética heredada o similar. U obligando a sus células a una diferenciación celular muy particular.

De tal manera, que definitivamente, el cáncer no es hereditario. Pero sucede, que en los miembros de una familia y en el mismo hogar, por tener que compartir costumbres y hábitos afines, entre ellos habrá una mayor probabilidad para que sean afectados por las mismas enfermedades. Y si todos comen las mismas cosas, y uno de ellos comenzó a padecer por ejemplo de diabetes, posiblemente otros miembros de esa familia padecerán esa misma enfermedad; pues el factor influyente, es el tipo de alimentación. Y en este caso, debido al consumo reiterado de solamente una sola clase de comida todo el tiempo; es decir, de manera redundante. En varias situaciones, se dan un conforte para sentirse absueltos, al decir: padezco de esto o de aquello, porque mis padres o mis abuelos también sufrieron de esas mismas dolencias, o tal vez como tratando de justificarse a sí mismos de alguna manera, no la forma de alimentarse con la carne, sino más bien el resentimiento que les provoca esa condición de salud desfavorable, sin saber que esa situación se puede evitar y revertir.

De tal manera, que lo que concluimos, es que el cáncer puede aliviarse, es decir revertirse, ya que por ser estrictamente de índole químico tanto el proceso del tautomerismo como el de la metilación, eso nos permite aseverar, que tal condición puede ser corregida también químicamente, o que las células sanas pueden continuar con su integridad normal. Mientras que las células cancerosas se verán obligada a concluir sus distorsionadas funciones, una vez que el oxígeno se suministre por la vía sanguínea. Es decir, que la actividad del cáncer se apagará, siempre que el incidente ocasionado por el error genético se pueda restituir, cuando se logre retornar oportunamente a las condiciones del balance ácido-álcali, al cual funcionan todas las células idóneamente. Pero esto, se ha de entender que le tomará su tiempo al sistema celular, hasta que este logre restituirse a sus condiciones normales de funcionalidad. Así que en cuanto al cáncer, este no puede ser heredado mediante los genes, porque la expresión mutante la tendría que aportar una célula ya mutada, la cual no dispondría de un patrón o directriz lógica, o que se ofrezca de guía, para que a la vez monitoree la réplica de su ADN. Lo cual es una condición *sine qua non* o necesaria, para la afinidad y la extensión de la existencia, a través de un individuo química y biológicamente funcional.

Pero después de haber logrado entender que el consumo de carne de un animal le hace daño a los humanos, estas conclusiones irrefutables, nos han convertido en seres más sensibles espiritualmente para con nuestros hermanos indefensos. Porque ya sabemos, que la única diferencia física respecto a nosotros, es que los así llamados animales, han adoptado un entramado genético diferente. Pero que desde el punto de vista energético o espiritual, tanto ellos como nosotros, estamos conformados por la misma clase de energía hecha por alma-trinos. Por lo cual, al igual que nosotros, todos los animales tienen el mismo origen, y que este origen energético es exactamente igual a nuestro origen. Así que todos los seres vivos sin exclusión, tienen ese mismo derecho de nacer y vivir plenamente libres en este planeta Tierra.

RESPECTO AL AUTOR

Egresado de la Escuela de Química, Facultad de Ciencias de la Universidad Central de Venezuela, con el título de Licenciado en Tecnología Química. Estudios de post grado en Ciencia y Tecnología de los Alimentos. Trabajo especial sobre la química de los productos naturales y la química de las enfermedades. Diseñador de procesos químicos. Libros: «La Química del Cáncer». «La Química de la Diabetes». «El infarto». «El Alzheimer». «La Química de la Artritis». «La Química del Pensamiento». «La Química del Espíritu». «Cómo se formó el Universo». «Los expensalistas». «Por qué no deberías Comer Carne». «El Micro Mundo». «¿Existe Dios Realmente?». «Objetando la Relatividad de Albert Einstein». «Adivinar el Futuro». «La Vida en el Sol».

EL CÁNCER